Bonnie Weiss

Unsere innere Welt erkunden

Bonnie Weiss

Unsere innere Welt erkunden

Der IFS-Prozess Schritt für Schritt

Aus dem amerikanischen Englisch von Bernhard Kleinschmidt

arbor
Arbor Verlag
Freiburg im Breisgau

Die Originalausgabe erschien 2013 unter dem Titel: *Self-Therapy Workbook. An Exercise Book for the IFS-Process* bei Pattern System Books, Larkspur, CA, USA.

Deutsche Erstausgabe
1. Auflage 2020

Lektorat: Usha Swamy
Titelfoto: ©Lisbeth Hjort www.fotosearch.com Stock Photography
Umschlaggestaltung und Satz: mediengenossen.de
Druck und Bindung: Kösel, Krugzell

Dieses Buch wurde auf 100% Altpapier gedruckt und ist alterungsbeständig. Weitere Informationen über unser Umweltengagement finden Sie unter www.arbor-verlag.de/umwelt

www.arbor-verlag.de

ISBN 978-3-86781-259-7

Inhalt

	Einleitung	7
Kapitel 1	Grundlagen der IFS-Arbeit	9
Kapitel 2	Geführte Meditationen	15
Kapitel 3	Das Selbst	19
Schritte im IFS-Prozess	Mit Beschützern umgehen	25
Kapitel 4	Zugang zu unseren Teilen finden	27
Kapitel 5	Sich lösen und bewusst verschmelzen	43
Kapitel 6	Für Selbst-Führung sorgen und sich von besorgten Teilen lösen	55
Kapitel 7	Einen Beschützer kennenlernen	67
Kapitel 8	Eine vertrauensvolle Beziehung zu einem Beschützer aufbauen	73
Kapitel 9	Wenn ein Beschützer Ihnen nicht vertraut	83
Kapitel 10	Grundlagen einer Sitzung	87
Schritte im IFS-Prozess	Mit Verbannten arbeiten	95
Kapitel 11	Erlaubnis erhalten, sich mit einem Verbannten zu beschäftigen	97
Kapitel 12	Sich von einem Verbannten lösen	103
Kapitel 13	Einen Verbannten kennenlernen	111
Kapitel 14	Zugang zu Ursprüngen in der Kindheit suchen und sie bezeugen	121

KAPITEL 15	Einem Verbannten elterliche Fürsorge zukommen lassen	129
KAPITEL 16	Einen Verbannten aus der ursprünglichen Situation herausholen	139
KAPITEL 17	Einen Verbannten entlasten	147
KAPITEL 18	Einen Beschützer integrieren und entlasten	157
KAPITEL 19	Eine Sitzung abschließen	167
KAPITEL 20	Mit einem Partner zusammenarbeiten	169
KAPITEL 21	IFS für Paare	177
KAPITEL 22	Mit polarisierten Teilen umgehen	193
ANHANG A	Überblick über die IFS-Arbeit	215
ANHANG B	Meditationen	223
ANHANG C	Glossar	231
	Verzeichnis der Übungen	235
	Danksagung der Autorin	237
	Zur Autorin	239

Einleitung

Dieses Praxisbuch dient als Ergänzung zu *Meine innere Welt verstehen* von Jay Earley, der darin die Schritte der Selbsttherapie mit Persönlichkeitsanteilen nach dem von Richard Schwartz entwickelten IFS-Modell vorstellt. Sein Ziel ist es, die Grundlagen des IFS-Prozesses leichter erlernbar zu machen. Das Praxisbuch führt Schritt für Schritt durch diesen Prozess, vom Zugang zu unseren Teilen über den Umgang mit Beschützern dazu, die zerbrechlichen, verbannten Teile der Psyche kennenzulernen und zu heilen. Die Struktur aus integrierten Erläuterungen und Übungen ist ideal für die individuelle Arbeit, aber auch für kleine oder größere Gruppen. Die Übungen können alleine oder in Partnerarbeit gemacht werden. Dabei kann man dem Verlauf des Prozesses wie in einem Tagebuch folgen.

In den folgenden Kapiteln werden die von Jay Earley beschriebenen Schritte kurz zusammengefasst, dann folgen erweiterte Übungen zur Arbeit mit dem IFS-Prozess. Um die vorgestellten Ideen zu verdeutlichen, sind die Übungen mit Antwortbeispielen versehen. Eine Erweiterung von Jay Earleys Buch sind Kapitel über IFS für Paare und über das, was im Modell als Polarisierung und als »Feuerbekämpfer« bezeichnet wird. Ausführliche

Erklärungen des IFS-Modells, Transkripte von Therapiesitzungen und verschiedene Fallbeispiele finden sich in *Meine innere Welt* verstehen.

Als professionelle Therapeuten waren Jay und ich begeistert, als wir das IFS-Modell entdeckten. Es hat uns ermöglicht, eine Verbindung zwischen unserer Ausbildung und Berufserfahrung und unserer jahrelangen spirituellen Praxis herzustellen. Durch das Konzept des Selbst wird die Kraft eines höheren Bewusstseins als Werkzeug der Heilung in die therapeutische Arbeit eingebracht. Wir sind Richard Schwartz zutiefst dankbar für sein Engagement bei der Verbreitung dieses Modells.

In den Jahren, in denen Jay und ich das IFS-Modell nun vermitteln und bei der Arbeit mit Klienten einsetzen, haben wir Materialien entwickelt, mit denen sich die wirksamen IFS-Werkzeuge auf dem individuellen Weg nutzen lassen, zur Entfaltung des eigenen Menschseins und zur Transformation persönlicher Schwierigkeiten. Als Psychotherapeuten ist uns bewusst, welche Bedeutung der helfenden Beziehung und der therapeutischen Begegnung zukommt. Wir glauben jedoch, dass man auch davon profitieren kann, wenn man das IFS-Modell außerhalb des therapeutischen Rahmens kennenlernt. Alleine oder in Partnerarbeit kann man dabei sein persönliches Verständnis erweitern und an inneren Strukturen arbeiten, die keine zufriedenstellende Funktionsfähigkeit mehr haben. Wir hoffen, dass dieses Praxisbuch das bereits vorhandene Material ergänzt, indem es ein klares, leicht anzuwendendes Gerüst für die IFS-Arbeit bietet.

Aus praktischen Gründen wird für unsere Teile in diesem Buch grammatisch die maskuline Form verwendet, sofern es sich nicht um explizit weibliche Teile handelt.

Kapitel 1

Grundlagen der IFS-Arbeit

IFS, die Arbeit mit dem System der Inneren Familie, ist eine relativ neue Therapieform, die von Mitgefühl, Integration, Spiritualität, großer Heilkraft und einer tiefen Achtung vor unserem inneren Leben geprägt ist. Ausgangspunkt ist die Vorstellung, dass unsere Psyche aus verschiedenen Teilen besteht, die gelegentlich als Unterpersönlichkeiten bezeichnet werden. Man kann sie sich als kleine Menschen in unserem Innern vorstellen. Jeder Teil hat seine eigene Perspektive, seine Gefühle, Erinnerungen, Ziele und Motive. Zum Beispiel versucht ein Teil von Ihnen vielleicht abzunehmen, während ein anderer Teil gerne essen möchte, was er will. Wir alle kennen Teile wie den inneren Kritiker, das verlassene Kind, den Gefallsüchtigen, den wütenden Teil und den liebevollen Kümmerer.

Unsere Teile haben für alles, was sie tun, eine Motivation. Nichts geschieht nur aus Gewohnheit heraus. Nichts ist nur ein erlerntes Denk- oder Verhaltensmuster. Alles (mit Ausnahme rein physiologischer Reaktionen) wird von einem Teil aus einem bestimmten Grund getan, auch wenn dieser Grund unbewusst sein kann.

Wenn wir unsere Teile auf diese Weise begreifen, entsteht eine große Kraft, unser inneres System zu verändern. Uns wird klar, dass es verständliche Gründe für unser Verhalten, unsere Gefühle und Einstellungen gibt. Dadurch wird es uns möglich, unsere Teile kennenzulernen, eine Beziehung zu ihnen zu entwickeln und sie bei der Heilung zu unterstützen. Sobald sie geheilt sind, müssen sie sich nicht mehr auf eine Weise verhalten, die scheinbar in Konflikt mit unseren Absichten, Werten und Zielen steht. Es gibt also eine reale Möglichkeit, sie harmonisch zu integrieren.

Als Richard Schwartz die IFS-Methode entwickelte, hat er entdeckt, dass jeder unserer Teile eine positive Absicht hat, so problematisch sein Verhalten auch sein mag. Zum Beispiel hatte Bill einen Teil, der anderen Leuten gegenüber so kritisch und konkurrenzorientiert entgegentrat, wie es nicht Bills wahren Werten entsprach. Als er den Teil wirklich kennenlernte, stellte er fest, dass dieser nur versuchte, ihm auf die einzige ihm verfügbare Weise ein gutes Gefühl zu vermitteln – indem er sich anderen gegenüber überlegen fühlte.

Zu begreifen, dass ein Teil eine positive Absicht hat, bedeutet allerdings nicht, dass man ihm Macht verleihen würde. Zum Beispiel will Bill nicht, dass der genannte Teil sein abwertendes und konkurrenzorientiertes Verhalten zum Ausdruck bringt. Mit der IFS-Methode kann Bill dem Teil Verständnis und Wertschätzung entgegenbringen, zugleich aber auch Schritte unternehmen, um ihn zu heilen.

Dieser Ansatz unterscheidet sich grundlegend davon, wie wir sonst mit unseren Teilen umgehen. Wenn wir einen Teil wahrnehmen, besteht unsere erste Reaktion normalerweise darin, ihn zu bewerten. Ist er gut oder schlecht für uns? Wenn wir zu dem Schluss kommen, dass er gut ist, akzeptieren wir ihn und geben ihm Macht. Wenn wir ihn für schlecht halten, versuchen wir, ihn zu unterdrücken oder ihn loszuwerden. Allerdings können wir einen Teil nicht loswerden, wir können ihn nur in die tieferen Schichten unserer Psyche drängen, wo er uns weiterhin beeinflusst, ohne dass wir es wahrnehmen.

In IFS tun wir etwas radikal anderes – wir heißen alle unsere Teile mit Neugier und Mitgefühl willkommen. Wir versuchen, sie zu verstehen und würdigen ihre Bemühungen, uns zu helfen. Dadurch entwickeln wir eine einfühlsame, vertrauensvolle Beziehung zu jedem Teil und unternehmen dann Schritte, um ihn von seinen Lasten zu befreien, damit er auf gesunde Weise funktionieren kann.

Als Beschützer werden im IFS-System jene Teile bezeichnet, auf die wir normalerweise zuerst stoßen, wenn wir unser Inneres erforschen. Ihre Aufgabe ist es, mit der Welt umzugehen, uns zu beschützen und funktionsfähig zu halten. Mit den Personen, Verantwortlichkeiten und Situationen in unserer Umgebung interagieren sie auf vernünftige, strategische Weise. Ihre andere Hauptfunktion ist es, uns vor dem Schmerz unserer Verbannten zu beschützen. Das sind junge, kindliche Teile, die aus der Vergangenheit stammende Schmerzen in sich tragen. Im Allgemeinen werden sie von den Beschützern in die Verbannung geschickt, das heißt, außerhalb unseres Bewusstseins gehalten.

In dem obigen Beispiel hatte Bill einen Beschützer, der sich konkurrierend und abwertend gegenüber anderen verhielt. Er versuchte, Bill dabei zu helfen, sich überlegen zu fühlen, um ihn vor einem verbannten Teil zu beschützen, der sich unzulänglich fühlte. Wahrscheinlich hatte dieser Verbannte in der Vergangenheit irgendeine Erniedrigung oder Ablehnung erfahren, die ein Gefühl der Wertlosigkeit hinterließ.

Solche dysfunktionalen Rollen nehmen unsere Teile aufgrund von etwas an, was ihnen in der Vergangenheit widerfahren ist. Verbannte tragen die Schmerzen und Lasten dessen in sich, was sie als Kinder erlebt haben. Die Beschützer wiederum übernehmen ihre Rolle, um Verbannte zu beschützen oder um uns vor dem Schmerz von Verbannten zu bewahren.

Der IFS-Prozess

IFS stellte eine Methode zur Verfügung, diese Teile zu verstehen und mit ihnen so umzugehen, dass sie von den Lasten der Vergangenheit befreit werden. Dadurch wird unser inneres System geheilt und kann auf gesunde Weise funktionieren. Der Schlüssel zu dieser Heilung ist das Selbst. In IFS geht man davon aus, dass jeder von uns ein spirituelles Zentrum besitzt, ein wahres Selbst. Dieses Selbst ist von Natur aus mitfühlend und neugierig, was andere Personen angeht, aber vor allem hinsichtlich unserer eigenen Teile. Es will zu jedem Teil eine Verbindung herstellen, ihn kennenlernen und verstehen. Das Selbst empfindet Mitgefühl für den Schmerz der Verbannten und die damit verbundene Last, die sie tragen. Mitgefühl hat es auch für die Beschützer und die schwere Aufgabe, die diese mit dem Versuch auf sich nehmen, die Verbannten vor einer neuen Verletzung oder davor zu bewahren, exponiert zu werden. Trotz der intensiven Emotionen, die unsere Teile manchmal empfinden, ist das Selbst in der Lage, ruhig und zentriert zu bleiben. Jeder hat ein Selbst, auch wenn Sie vielleicht den Eindruck haben, dass das Ihre wegen der Aktivität Ihrer Teile gelegentlich nicht so recht zugänglich ist.

Das Selbst ist das Mittel der Heilung, das wahre Oberhaupt des inneren Systems, das jeden Teil lieben und heilen kann. Der erste Schritt im IFS-Prozess besteht daher darin zu lernen, wie man Zugang zum Selbst findet. Anschließend kann das Selbst seine Energie auf einen bestimmten Teil richten. In unserem Beispiel hat Bill damit begonnen, sich auf seinen wertenden Teil zu konzentrieren. Mit etwas Arbeit war er in der Lage, wirklich in seinem Selbst zu sein, wodurch Interesse in ihm entstand, den wertenden Teil kennenzulernen. Wie er feststellte, versuchte dieser, einen verbannten Teil zu beschützen, der sich unzulänglich fühlte. In der Kindheit hatte Bill Lernprobleme gehabt, wenngleich er jetzt intelligent und tüchtig ist. Deshalb gab es einen jungen Teil von Bill, der sich in der Schule unzulänglich vorgekommen war. Diese Erfahrung versuchte der wertende Teil zu kompensieren, indem er sich anderen Leuten überlegen fühlte. Bill war in einem kritischen, konkurrenzorientierten Elternhaus aufgewachsen, weshalb dies das dominante Modell war, das der betreffende Teil kannte. Als Bill den wertenden Teil kennenlernte, begriff er, weshalb dieser so gehandelt hatte, und konnte Wertschätzung für dessen Bemühungen seinetwillen empfinden.

Anschließend nahm Bill Kontakt zu dem Verbannten auf, der sich unzulänglich fühlte. Er hörte ihm zu und beobachtete, wie dieser Teil ihm Szenen aus seiner Kindheit zeigte, als er sich wegen seines Lernproblems geschämt hatte. Als er dem jungen Verbannten Mitgefühl und Fürsorglichkeit entgegenbrachte, reagierte dieser darauf, indem er sich zum ersten Mal geschätzt und wertvoll fühlte. Bis dahin war er in Bills Unbewusstem verborgen gewesen, was sein Gefühl der Wertlosigkeit nur verstärkt hatte. Durch die Liebe von Bills Selbst konnte er die Last der Unzulänglichkeit ablegen, die er getragen hatte, und sich positiv gegenüberstehen. Das wiederum ermöglichte es seinem Beschützer, sich zu entspannen, denn dieser brauchte andere Leute nun nicht mehr abzuwerten, um den Schmerz des Verbannten zu kompensieren. Dadurch war Bill in der Lage, auf andere Menschen so zu reagieren, wie er es immer gewollt hatte – mit Offenheit, Akzeptanz und einer kooperativen Haltung.

IFS-Prinzipien

Die folgenden Gedanken gehören zu den Grundprinzipien der Arbeit mit dem System der Inneren Familie. Sie dienen als Basis für dieses Praxisbuch.

1. Alle Teile sind willkommen.
2. Wir zwingen einen Teil nie dazu, beiseitezutreten oder sich von uns zu lösen, wir **bitten** ihn nur darum.
3. Wir respektieren die Gründe, die unsere Teile dafür haben, was sie sind und wozu sie nicht bereit sind.
4. Alle Teile haben im Grunde eine positive Absicht und wollen letztlich nur das Beste für uns. Wenn sie scheinbar eine negative Absicht haben, verwenden sie Strategien, die auf einer bestimmten Ebene in

ihrer Vergangenheit sinnvoll waren, jetzt aber nicht mehr tauglich sind. In ihre Welt zu gelangen und den Ursprung ihrer Strategien zu verstehen, ist ein entscheidender Schritt dazu, ihnen zu helfen, wirksamere Strategien anzuwenden.

5. Unsere Teile zeigen sich kooperativ, sobald wir uns um ihre Ängste kümmern und wenn sie spüren, dass wir im Selbst sind und ihre Absichten verstehen.
6. Wir können nichts falsch machen, wenn wir mit IFS an uns arbeiten. Selbst wenn der Prozess vollständig blockiert ist, bedeutet das nur, dass ein Beschützer ihn aus irgendeinem Grund behindert. Dann suchen wir Zugang zu dem Beschützer, um herauszufinden, weshalb er sich so verhält.
7. Am schnellsten löst man ein Problem, indem man langsam, geduldig und respektvoll mit allen beteiligten Teilen umgeht.

Kapitel 2

Geführte Meditationen

Eine geführte Meditation ist eine Reise, die einen veränderten Bewusstseinszustand auslöst, in dem Informationen aus den tieferen Schichten der Psyche besser verfügbar sind. Zu diesem Buch gehören drei Aufnahmen von geführten Meditationen:

- Ins Selbst kommen
- Die Beschützer würdigen
- Einen aktivierten Verbannten besänftigen

Anhören und herunterladen kann man sie unter *www.arbor-online-center.de/begleitmaterial/dn163e*. In schriftlicher Form finden Sie sie in Anhang B dieses Buchs.

Um eine solche Übung auszuführen, setzt oder legt man sich am besten in einer völlig entspannten, bequemen Position hin. Hören Sie sich bitte nie eine geführte Meditation an, während Sie Auto fahren oder etwas anderes tun, was Ihre ganze Aufmerksamkeit beansprucht. Sollten Sie feststellen, dass Sie bei der Meditation zum Einschlafen neigen, ist es besser, sich aufrecht hinzusetzen, ohne den Kopf anzulehnen. So bleiben Sie wach, können sich aber trotzdem tief entspannen. Besonders wichtig, diese Position einzunehmen, ist es, wenn man vorher viel gegessen hat oder müde ist.

Die beste innere Haltung für geführte Meditationen besteht darin, zugleich loszulassen und konzentriert zu bleiben. Durch das Loslassen können Bilder aus den tieferen Schichten der Psyche frei zum Vorschein kommen. Es ist nicht nötig, diese Bilder, die eigenen Empfindungen oder die gehörten Worte zu kontrollieren. Wichtig ist hingegen, nicht anzuzweifeln oder abzutun, was spontan auftaucht. Vielleicht verspüren Sie die Neigung, etwas abzutun, weil Sie es nicht begreifen oder für inakzeptabel halten, aber manchmal ist es sogar ein Vorteil, wenn etwas zutage tritt, was uns nicht sofort klar ist. Manche der wichtigsten Informationen aus unserer Psyche sind nicht ohne Weiteres verständlich. Wenn wir uns erlauben, uns mit etwas zu beschäftigen, was wir anfangs ablehnen wollten, können sich neue Wege des Selbstverstehens öffnen. Bitte vertrauen Sie darauf, dass die Bilder oder anderen Informationen aus gutem Grund aufgetaucht sind und dass Sie keine Angst vor Ihrer Psyche haben müssen.

Ebenso wichtig ist es, konzentriert zu bleiben. Das bedeutet, zugleich auf die Meditationsanweisungen und auf den roten Faden der inneren Reise zu achten. Während einer Meditation kann man leicht abdriften oder in einen Tagtraum über irrelevante Dinge verfallen. Von Zeit zu Zeit erlebt das beinahe jeder. Wenn Sie feststellen, dass Sie die Konzentration verloren haben, machen Sie sich bitte keine Sorgen und verurteilen Sie sich nicht – führen Sie sich einfach behutsam auf die Spur der Meditation zurück.

Erwarten Sie nicht, dass alle Bilder einen visuellen Charakter haben. Manche Leute haben keine besonders gute bildliche Vorstellungskraft, aber dafür ein gutes Körpererleben. Sie nehmen Körperempfindungen, Haltungen und Bewegungen wahr; vielleicht stellen sie sich den Körper auch in unterschiedlichen Formen vor. Man spricht dann von kinästhetischen Bildern. Auf diese Weise sind tiefe meditative Erfahrungen möglich. Andere Leute erhalten ihre Informationen hauptsächlich, indem sie Stimmen, Wörter und Geräusche hören. Falls Sie also Probleme mit der bildlichen Vorstellung haben sollten, achten Sie einfach darauf, welche Informationen Sie über diese anderen Kanäle erreichen.

KAPITEL 3

Das Selbst

Glücklicherweise ist der Mensch nicht nur eine Ansammlung von Teilen. Wir sind viel mehr als das. Unser wahres Selbst ist reif und liebevoll, und es besitzt die Fähigkeit, unsere Teile zu heilen und zu integrieren.

In jedem von uns existiert ein Wesenskern, der unser wahres Selbst und unser spirituelles Zentrum ist. Wenn unsere extremen Teile nicht aktiviert sind und uns in den Weg geraten, haben wir Zugang zu diesem Kern, der das ist, was wir wirklich sind. Das Selbst ist entspannt und offen; es akzeptiert andere ebenso wie uns selbst. Wenn wir uns im Selbst befinden, sind wir geerdet, zentriert und reagieren nicht automatisch. Durch das, was andere tun, werden wir nicht provoziert. Selbst in schwierigen Situationen bleiben wir ruhig und gelassen. Das Selbst ist wesentlich größer und weiträumiger als unsere Teile und wird von Ereignissen, die den Teilen Angst machen würden, nicht eingeschüchtert. Wenn wir im Selbst sind, dann sind wir das leuchtende Zentrum des Systems, das jeder von uns darstellt.

Im IFS-Modell spricht man von acht wesentlichen Eigenschaften des Selbst. Das sind Mitgefühl, Neugier, Verbundenheit, Ruhe, Mut, Klarheit, Fürsorglichkeit und Kreativität. Für eine IFS-Sitzung sind die folgenden vier Eigenschaften am wichtigsten.

Eigenschaften des Selbst

- Mitgefühl
- Neugier
- Verbundenheit
- Ruhe

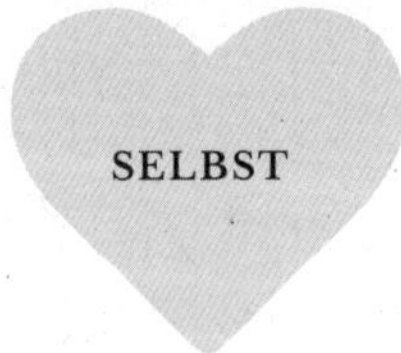

- Mut
- Klarheit
- Fürsorglichkeit
- Kreativität

1. **Das Selbst ist verbunden.** Wenn wir im Selbst sind, fühlen wir uns anderen Menschen von Natur aus nahe und wollen auf harmonische, unterstützende Weise in Verbindung mit ihnen treten. Wir haben den Wunsch, Kontakt zu ihnen aufzunehmen und eine Gemeinschaft mit ihnen herzustellen. Verbunden sein will das Selbst auch mit unseren Teilen. Wenn wir im Selbst sind, haben wir Interesse daran, eine Beziehung zu jedem unserer Teile herzustellen, was diesen hilft, uns zu vertrauen, und einen Weg zur Heilung öffnet.

2. **Das Selbst ist neugierig.** Sind wir im Selbst, so sind wir auf offene, tolerante Weise neugierig auf andere Menschen. Wenn wir uns fragen, was sie antreibt, tun wir es, um sie zu verstehen, und nicht, um sie zu beurteilen. Neugierig ist das Selbst auch auf das, was in uns vor sich geht. Es will verstehen, wieso jeder einzelne Teil so handelt, wie er es tut, was seine positive Absicht für uns ist und wovor er uns beschützen will. Diese Neugier ist von Akzeptanz statt von Kritik geprägt. Wenn unsere Teile dieses echte Interesse wahrnehmen, wissen sie, dass sie willkommen sind, und haben keine Angst, sich uns zu zeigen.

3. **Das Selbst ist mitfühlend.** Mitgefühl ist eine Form von Freundlichkeit und Liebe, die entsteht, wenn andere Menschen Schmerz empfinden. Wir interessieren uns aufrichtig dafür, wie andere sich fühlen, und haben oft das Bedürfnis, sie in schwierigen Zeiten zu unterstützen. Wenn wir im Selbst sind, empfinden wir von Natur aus

auch Mitgefühl für uns selbst. Sind Teile extrem, so reagieren sie auf Schmerz; Verbannte spüren ihn, während Beschützer versuchen, ihn zu vermeiden. Mitgefühl für uns selbst ist der wichtigste Aspekt, um unser Innenleben zu verstehen. Wir brauchen es, um unsere Teile zu akzeptieren, zu unterstützen und zu umsorgen, während wir unser System erforschen. Wenn unsere Teile das Mitgefühl des Selbst wahrnehmen, fühlen sie sich geborgen, weshalb sie sich öffnen und sich mitteilen wollen.

4. **Das Selbst ist ruhig, zentriert und stabil.** Nützlich ist das besonders, wenn wir mit einem Teil umgehen, der intensive Emotionen empfindet. Beispielsweise können heftiger Kummer und starke Scham erdrückend wirken, wenn wir nicht im Selbst geerdet sind. Beschützer meiden Teile, die sehr starke Emotionen haben. Aber wenn wir uns in der Ruhe des Selbst befinden, ist es nicht nötig, einen Teil mit intensiven Emotionen zu meiden. Wir bleiben dann im Selbst, während der Teil uns seinen Schmerz zeigt. Die Ruhe des Selbst unterstützt uns bei der schwierigen Aufgabe, dem Teil zuzuhören und ihn zu heilen.

Aus all diesen Gründen ist das Selbst das Mittel der psychischen Heilung in der IFS-Arbeit. Es hilft uns dabei, unsere Teile zu heilen und zu verwandeln, damit sie frei von ihren extremen Gefühlen und Verhaltensweisen werden und eine gesunde Rolle in unserem Leben übernehmen können.

Eine geführte Meditation, die Ihnen hilft, ins Selbst zu kommen, kann unter *www.arbor-online-center.de/begleitmaterial/dn163e* angehört und heruntergeladen werden; abgedruckt ist sie in Anhang B.

Die Struktur der Psyche

Das Selbst ist das natürliche Oberhaupt unseres inneren Systems. Ihm gehört von Natur aus der »Sitz des Bewusstseins«. Es hat den Mut, Risiken einzugehen, es hat einen klaren Blick auf die Realität und es verfügt über die Kreativität, gute Lösungen für Probleme zu finden. Das Selbst ist ausgeglichen und fair; in den meisten Situationen erkennt es, was geschehen muss. Sobald wir unsere Teile geheilt haben, wodurch sie uns vertrauen, lassen sie es endlich zu, dass das Selbst die Führung übernimmt. Idealerweise ist es das Selbst, das Entscheidungen trifft und das System vorwärts bringt. Als Dirigent des Orchesters sorgt es zum richtigen Zeitpunkt für den Einsatz der Holzbläser, sagt den Musikern, wann sie leise spielen sollen, und gibt das Zeichen für das Hornsolo. In jedem Moment wählt es das beste Vorgehen und ruft unsere gesunden Teile dazu auf, ihre Begabungen beizutragen. Unsere Teile vertrauen dem Selbst und verlassen sich auf seine Weisheit.

Ziel der IFS-Arbeit ist es, jeden unserer Teile zu entlasten, damit er eine gesunde Rolle übernimmt und es dem Selbst zutraut, die Führung zu übernehmen. Weil das Selbst das Oberhaupt des inneren Systems ist, können wir darauf vertrauen, dass es das System auf die Ganzheit zubewegt. Es kann jeden Teil dabei unterstützen, seine Last abzulegen und sich zu verwandeln.

Der Zugang zum Selbst

Die folgende geführte Meditation kann dazu dienen, Zugang zum Selbst zu finden. Sie können diese Meditation lesen und dabei ab und zu innehalten, um mit geschlossenen Augen dazusitzen, damit die gelesenen Sätze Empfindungen und Bilder hervorrufen können. Sie können den Text auch mit der eigenen Stimme aufnehmen oder sich von jemand vorlesen lassen. Eine weitere Meditation, mit der man ins Selbst gelangt, findet sich unter *www.arbor-online-center.de/begleitmaterial/dn163e* und ist in Anhang B abgedruckt.

Eine geführte Meditation ist eine Reise, die einen veränderten Bewusstseinszustand hervorruft. Bei einer solchen Übung setzt oder legt man sich am Besten in einer völlig entspannten, bequemen Position hin. Widmen Sie den Worten immer Ihre volle, ungeteilte Aufmerksamkeit. Lassen Sie sich Zeit, die Bilder auf der körperlichen und der emotionalen Ebene zu erleben. Vertrauen Sie darauf, dass alles, was auftaucht, genau das ist, was Sie in diesem Moment brauchen. Es gibt kein richtig und falsch – nur Erleben und Informationen. Genießen Sie es.

Meditation

Schließen Sie die Augen. Gehen Sie nach innen …

und konzentrieren Sie sich zuerst auf Ihre Körperempfindungen …

nehmen Sie einfach wahr, auf welchen Bereich des Körpers sich die Aufmerksamkeit richtet …

in jedem Augenblick … und bleiben Sie bei dieser Empfindung.

Vielleicht ist es ein Kribbeln in den Händen …

oder ein Zittern in den geschlossenen Augenlidern …

ein Gefühl der Entspannung im Bauch …

oder Verspannung in den Schultern …

was immer es ist, nehmen Sie die Empfindung wahr.

Nach einer Weile richtet sich die Aufmerksamkeit vielleicht auf einen anderen Teil des Körpers …

erlauben Sie sich dann, diese Empfindung wahrzunehmen.

Während Sie das tun, lassen Sie sich davon entspannen …

und tiefer nach innen führen.

Bleiben Sie einfach weiterhin bei Ihrem Körper … um tiefer in sich hineinzugelangen.

Richten Sie die Aufmerksamkeit jetzt auf den Bauch … auf die Empfindungen in Ihrem Bauch.

Ob es nun ein Gefühl der Völle ist … oder der Weichheit … oder der Festigkeit …

oder auch nur die Wahrnehmung, wie die Bauchdecke sich bei jedem Atemzug hebt und senkt …

oder etwas ganz anderes.

Was es auch ist, nehmen Sie die Empfindungen in Ihrem Bauch einfach wahr …

und lassen Sie sich davon an jenen zentralen Ort in Ihrem Bewusstsein bringen …

verankert … in Ihrem Bauch … gelangen Sie zu einem ruhigen, stabilen Ort in Ihrem Innern.

So … fangen Sie jetzt allmählich an, sich aus diesem tiefen Ort, an dem Sie sind, zurückzuholen …

… atmen Sie zuerst ein bisschen tiefer …

machen Sie kleine Bewegungen … öffnen Sie die Augen …

und kehren Sie in Ihr gewohntes waches Bewusstsein zurück.

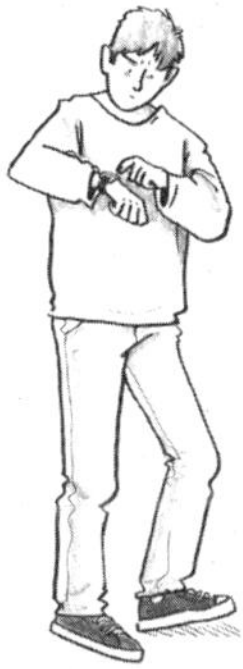

Schritte im IFS-Prozess

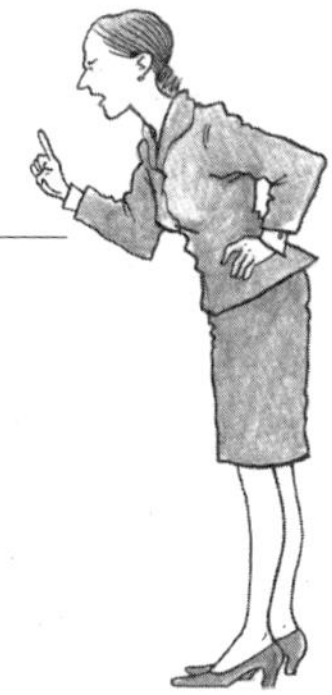

Mit Beschützern umgehen

1. Einen Beschützer kennenlernen

B1 Zugang zu unseren Teilen finden Seite 27

B2 Sich lösen und bewusst verschmelzen Seite 43

B3 Für Selbst-Führung sorgen und sich von besorgten Teilen lösen Seite 55

B4 Einen Beschützer kennenlernen Seite 67

B5 Eine vertrauensvolle Beziehung zu einem Beschützer aufbauen Seite 73

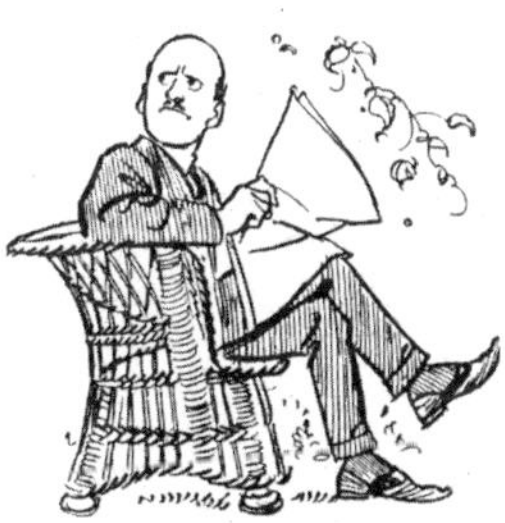

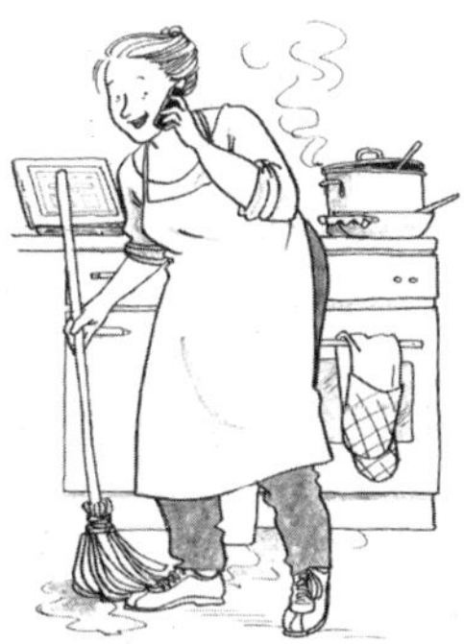

SCHRITT B1

KAPITEL 4

Zugang zu unseren Teilen finden

Eine geführte Meditation zu den Themen in den Kapiteln 4 bis 8 kann als MP3-Datei unter *www.urbor-online-center.de/begleitmaterial/dn163e* heruntergeladen werden.

Wegweiser

Angenommen, Sie haben ein Problem, mit dem Sie sich beschäftigen wollen. Woher wissen Sie, welche Teile Sie erforschen sollten? In IFS werden Probleme auch als Wegweiser bezeichnet. Ein Wegweiser ist eine Erfahrung oder eine Schwierigkeit in Ihrem Leben, die Sie zu interessanten Teilen führen wird, wenn Sie ihr folgen. Das kann eine Situation oder eine Person sein, auf die Sie reagieren, eine emotionale oder körperliche Erfahrung, ein Verhaltens- oder Denkmuster, ein Traum oder irgendetwas anderes, das darauf hindeutet, dass Sie einen oder mehrere Teile erforschen könnten. Von einem Wegweiser spricht man in IFS, weil es sich um den Anfang eines Wegs handelt, der zur Heilung führen kann. Im Allgemeinen geht es dabei sowohl um eine Lebenssituation als auch um Ihre Reaktion auf diese Situation.

Schritt B1: Zugang zu einem Teil finden

Eine IFS-Sitzung beginnt, indem Sie Zugang zu einem Teil finden, an dem Sie arbeiten wollen. Vielleicht hat er mit einem wichtigen Wegweiser zu tun, vielleicht verursachte er im Augenblick auch intensive Gefühle. In diesem Kapitel geht es in erster Linie darum, wie man Kontakt zu einem Teil aufnimmt. Die folgenden Kapitel beschäftigen sich dann damit, wie man ihn kennenlernt. Wir fangen mit den Beschützern an.

Am besten schließen Sie während dieser Phase und überhaupt bei jeder IFS-Sitzung die Augen. Empfehlenswert ist auch, sich in ein stilles Zimmer zu setzen, wo man nicht von anderen Leuten, von Haustieren, vom Telefon und vom Computer gestört wird. Dadurch werden Ablenkungen reduziert, und Sie können sich ganz auf den Beschützer konzentrieren, mit dem Sie sich beschäftigen.

Aktivierte Teile

Ein Teil ist **aktiviert,** wenn seine extremen Gefühle oder Überzeugungen durch eine Situation oder eine Person ausgelöst werden. Dann spüren Sie, dass der Teil anwesend und bei Ihnen ist.

Der Ziel-Teil

Das ist der Teil, auf den Sie sich konzentrieren oder an dem Sie arbeiten.

Möglichkeiten, Zugang zu einem Teil zu finden

- Emotion: Wie fühlt er sich emotional an?
- Visuell: ein Bild des Teils.
- Körper: den Teil im Körper spüren.
- Verbal: darauf hören, was der Teil zu Ihnen sagt.

Dem Teil einen Namen geben: mit ein paar beschreibenden Worten oder mit dem Namen einer Person, einer fiktiven Figur, eines Tieres usw.

Oft bietet ein Körpergefühl den direktesten Zugang zu einem Teil, aber das ist nicht absolut notwendig, um einen Kontakt herzustellen und Informationen zu erhalten. Ein Teil kann sich als eine Empfindung in oder am Körper zeigen. Das kann eine chronische Empfindung wie ein steifer Hals sein, eine gewohnheitsmäßige Haltung des Arms oder eine Empfindung, die in dem Moment auftaucht, in dem Sie dem Teil Aufmerksamkeit schenken, zum Beispiel Leere in der Brust, ein flaues Gefühl im Magen oder plötzliche Kopfschmerzen.

Um Zugang zu einem Teil zu finden, können Sie so viele Informationskanäle ausprobieren wie möglich, weil jeder einzelne seinen Wert hat, aber Sie *brauchen* nur einen von den genannten.

Sobald Sie über einen oder mehrere Kanäle Zugang zu dem Teil gefunden haben, lassen Sie ein Wort oder einen Satz in sich auftauchen, um den Teil so zu beschreiben, wie Sie ihn erleben. Sie können ihn aber auch fragen, wie er sich selbst beschreiben würde.

Drei Möglichkeiten für den Anfang einer Sitzung

1. Sie nehmen sich einen bestimmten Teil vor.
2. Sie arbeiten mit einem Wegweiser.
3. Sie gehen von Ihrem momentanen Erleben aus.

1. An einem bestimmten Teil arbeiten

Denken Sie an einen Teil, den Sie gerne kennenlernen möchten. Stellen Sie fest, ob er im Moment aktiviert ist. Ob er gerade präsent ist, können Sie beurteilen, indem Sie wahrnehmen, ob Sie ihn sehen oder spüren können. Sehen Sie die Welt mühelos aus seiner Perspektive und spüren Sie seine Emotionen?

Wenn der Teil nicht aktiviert ist

Wenn der betreffende Teil nicht aktiviert ist, denken Sie an eine Situation aus der nahen Vergangenheit, in der er das war. Stellen Sie sich vor, dass Sie sich jetzt in dieser Situation befinden.

ÜBUNG Zugang zu einem nicht aktivierten Teil finden

Wählen Sie einen Ihrer Teile, der momentan nicht aktiviert ist. Nehmen Sie sich einen Moment Zeit, die Augen zu schließen, die Atmung zu vertiefen und sich vorzustellen, dass Sie in einer Situation sind, in der dieser Teil aktiviert ist. Nehmen Sie wahr, wie sich das anfühlt. Versuchen Sie dann von dort aus, mit den genannten Methoden – emotional, bildlich, vom Körper und der inneren Stimme her – Zugang zu dem Teil zu finden, aber denken Sie daran, dass Sie nicht alle diese Kanäle nutzen müssen. Notieren Sie, was Sie erleben.

Name des Teils: ______________________________

Situation, in der er aktiviert wird: ______________________________

____

Was der Teil emotional empfindet: ______________________________

Wie er aussieht: ______________________________

Wie er sich im Körper anfühlt: ______________________________

Was der Teil sagt: ______________________________

BEISPIEL Zugang zu einem nicht aktivierten Teil finden

Name des Teils: *Perfektionist.*

Situation, in der er aktiviert wird: *Habe einen Riss im Rucksack gefunden.*

Was der Teil emotional empfindet: *Ich fühle mich sicherer, wenn alles perfekt ist.*

Wie er aussieht: *Wie ein perfekter, rechtwinkliger Holzkasten, bei dem alle Seiten total gleich aussehen.*

Wie er sich im Körper anfühlt: *Spannung in der Brust.*

Was der Teil sagt: *Ich bin gern in Sicherheit, und ich fühle mich sicherer, wenn alles so ist, wie es sein sollte. Ich fühle mich sicher, wenn ein Gefühl von Harmonie, Vollständigkeit und Gleichmäßigkeit vorherrscht und wenn alles gleich ist.*

2. Die Teile an einem Wegweiser identifizieren

Denken Sie an etwas, was Sie erforschen wollen, an ein Problem oder eine Situation.

Stellen Sie sich vor, dass Sie in dieser Situation sind, zum Beispiel zusammen mit einer bestimmten Person, oder dass sie das betreffende Erlebnis haben.

Identifizieren Sie einen Teil, der aktiviert ist, und finden Sie Zugang zu ihm.

Bitten Sie den Teil nun, beiseite zu treten, damit Sie sehen können, welche weiteren vorhanden sind.

Identifizieren Sie einen weiteren Teil, der aktiviert ist, und finden Sie Zugang zu ihm.

Wiederholen Sie das, bis an diesem Wegweiser keine neuen Teile mehr aktiviert werden.

Fragen am Wegweiser

Dies sind einige Fragen, die Sie an einem Wegweiser stellen können, um die aktivierten Teile zu identifizieren:

- Was ist in dieser Situation das stärkste Gefühl und der wichtigste Teil?
- Ist ein anderer Teil vorhanden, der anders empfindet oder gegen den ersten Teil opponiert?
- Sind selbstabwertende Gedanken oder irgendwelche inneren Kritiker vorhanden, die auf die Situation reagieren?
- Gibt es noch irgendeinen anderen Teil, der sich gerne zu dieser Situation äußern würde?

ÜBUNG Die Teile an einem Wegweiser identifizieren

Wählen Sie einen Wegweiser, den Sie gerne erforschen möchten. Wenn er momentan nicht präsent ist, nehmen Sie sich einen Moment Zeit, um sich mit geschlossenen Augen vorzustellen, dass Sie jetzt in der betreffenden Situation sind. Fragen Sie sich: »Welche Teile sind vorhanden, während ich eine Verbindung zu dieser Situation herstelle bzw. dieses Problem betrachte?« Notieren Sie die an diesem Wegweiser vorhandenen Teile nacheinander, während sie auftauchen. Fügen Sie für jeden Teil möglichst viele Informationen hinzu. Denken Sie dabei daran, dass Sie diese Teile noch nicht vollständig erforscht hatten, weshalb Sie sich keine Sorgen machen müssen, wenn Sie nicht viel über sie wissen. Schreiben Sie einfach auf, was Sie erfahren; zusätzliche Informationen können Sie später nachtragen.

Name des Teils: ______________________________________

Was der Teil emotional empfindet: ______________________________

Wie er aussieht: ______________________________

Wo er im oder am Körper wahrnehmbar ist und wie er sich anfühlt:

____

Was der Teil sagt: ______________________________

Zu welchem Verhalten er Sie bringt: ______________________________

Was er will: ______________________________

BEISPIEL Die Teile an einem Wegweiser identifizieren

Situation: *Jemand hat mich im Bus angerempelt.*

Name von Teil 1: *Zorn.*

Was der Teil emotional empfindet: *Missachtung, Brennen.*

Wie er aussieht: *Drachen mit Feuermaul.*

Wo er im oder am Körper wahrnehmbar ist und wie er sich anfühlt: *Gesicht, verspannter Kiefer, brennende Augen.*

Was der Teil sagt: *Ich hasse dich!*

Zu welchem Verhalten er Sie bringt: *Gemein und motzig.*

Was er will: *Sich schützen.*

Name von Teil 2: *Richter*

Was der Teil emotional empfindet: *Selbstgerecht.*

Wie er aussieht: *Bissiger alter Mann, der den Finger auf den anderen richtet.*

Wo er im oder am Körper wahrnehmbar ist und wie er sich anfühlt: *Spannung im Bauch, hochgezogene Schultern.*

Was der Teil sagt: *Du Idiot! Wie kannst du bloß so gedankenlos sein? Du bist derart egoistisch. Pass doch auf, was du tust!*

Zu welchem Verhalten er Sie bringt: *Ich schüttle den Kopf, schnaube, schimpfe.*

Was er will: *Dass der andere sich klein und dumm fühlt und verschwindet.*

Name von Teil 3: *Angst.*

Was der Teil emotional empfindet: *Ich bin hier nicht in Sicherheit.*

Wie er aussieht: *Wie jemand, der sich duckt.*

Wo er im oder am Körper wahrnehmbar ist und wie er sich anfühlt: *Zittern am ganzen Körper*

Was der Teil sagt: *Ich bin hier nicht in Sicherheit. Die Situation ist unberechenbar. Es könnte etwas Schlimmes passieren. Vielleicht werde ich verletzt.*

Zu welchem Verhalten er Sie bringt: *Ich weiche zurück und schaue mich argwöhnisch um.*

Was er will: *Sicherheit, Schutz, Hilfe.*

Name von Teil 4: *Körperlich verletzt.*

Was der Teil emotional empfindet: *Traurig, schmerzerfüllt.*

Wie er aussieht: *Weinendes Kind.*

Wo er im oder am Körper wahrnehmbar ist und wie er sich anfühlt: *Verkrampft, wo ich angerempelt wurde, verzerrtes Gesicht.*

Was der Teil sagt: *Au, tut das weh!*

Zu welchem Verhalten er Sie bringt: *Weinen und es herauslassen.*

Was er will: *Jemand, der ihn tröstet.*

3. Vom momentanen Erleben ausgehen

Bei der dritten Methode, Zugang zu einem Teil zu finden, bleiben Sie im Augenblick und erforschen, welche Teile vorhanden sind. Richten Sie die Aufmerksamkeit auf das, was Sie jetzt erleben, und auf die Teile, die Sie dabei bemerken. Welche Emotionen empfinden Sie, welche inneren Botschaften hören Sie und welche Körperempfindungen (zum Beispiel Verspannung) nehmen Sie wahr? Gehen Sie davon aus, dass dies alles mit irgendwelchen Teilen zu tun hat. Fühlen Sie sich dann in eine Emotion oder ein Körperempfindung hinein und stellen Sie fest, was allmählich zum Vorschein kommt.

ÜBUNG Die momentan vorhandenen Teile identifizieren

Nehmen Sie sich einen Moment Zeit, die Augen zu schließen, den Atem tiefer werden zu lassen und den Blick nach innen zu richten. Fragen Sie sich: »Welche Teile nehme ich momentan wahr? Welche Emotionen spüre ich? Welche Gedanken oder Botschaften teile ich mir mit? Welche Körperempfindungen sind vorhanden?« Schreiben Sie nacheinander auf, was auftaucht. Notieren Sie für jeden Teil so viele Informationen wie möglich. Wie vorher gilt, dass Sie diese Teile noch nicht vollständig erforscht haben; machen Sie sich also keine Sorgen, wenn Sie nur wenig darüber wissen.

Name des Teils: ______________________________

Was er emotional empfindet: ______________________________

Wie er aussieht: ______________________________

Wo er im oder am Körper wahrnehmbar ist und wie er sich anfühlt:

____

Was der Teil sagt: ______________________________

Zu welchem Verhalten er Sie bringt: ______________________________

Was er will: ______________________________

BEISPIEL Die momentan vorhandenen Teile identifizieren

Name von Teil 1: *Beklemmung.*

Was der Teil emotional empfindet: *Macht sich Sorgen wegen der bevorstehenden Besprechung.*

Wie er aussieht: *Statisches Rauschen wie im Fernseher.*

Wo er im oder am Körper wahrnehmbar ist und wie er sich anfühlt: *Nervosität in Bauch und Brust.*

Was der Teil sagt: *Du bist nicht anständig vorbereitet. Bestimmt mögen die dich nicht.*

Zu welchem Verhalten er Sie bringt: *Hyperaktiv, zerstreut.*

Was er will: *Weglaufen.*

Name von Teil 2: *Kritiker*

Was der Teil emotional empfindet: *Wütend auf mich.*

Wie er aussieht: *Strenge Mutter, die den Zeigefinger auf mich richtet.*

Wo er im oder am Körper wahrnehmbar ist und wie er sich anfühlt: *Verkrampfte Kiefermuskeln, Spannung in den Armen, Enge in der Brust.*

Was der Teil sagt: *Du hast dich nicht vorbereitet. Hast Zeit vergeudet. Du bist faul!*

Zu welchem Verhalten er Sie bringt: *Aufgeregt, desorganisiert.*

Was er will: *Dass ich mich konzentriere und etwas zustande bringe.*

Name von Teil 3: *Verängstigtes Kind.*

Was der Teil emotional empfindet: *Hat Angst, dass man ihn unzulänglich findet und deshalb zurückweist.*

Wie er aussieht: *Fünfjähriges Kind, das in der Ecke kauert.*

Wo er im oder am Körper wahrnehmbar ist und wie er sich anfühlt: *Hände schützend über dem Kopf, weint.*

Was der Teil sagt: *Es tut mir leid, dass ich nicht gut genug bin.*

Zu welchem Verhalten er Sie bringt: *Eingeschüchtert und in mich gekehrt.*

Was er will: *Sich geborgen und akzeptiert fühlen.*

ÜBUNG Einen Teil in Echtzeit wahrnehmen

Das ist eine Übung, die Sie während der kommenden Woche als Hausaufgabe machen können.

Wählen Sie einen Teil, der im Alltag mit einer gewissen Häufigkeit aktiviert wird und über den Sie mehr erfahren wollen. Nehmen Sie sich vielleicht gleich jetzt einen Moment Zeit, um ihm irgendwie mitzuteilen, dass Sie Interesse daran haben, ihn besser kennenzulernen.

Name des Teils: ______________________________

Was er emotional empfindet: ______________________________

Wie er aussieht: ______________________________

Wo er im oder am Körper wahrnehmbar ist und wie er sich anfühlt:

____

Was der Teil sagt: ______________________________

Zu welchem Verhalten er Sie bringt: ______________________________

Was er will: ______________________________

Den Teil wahrnehmen

Üben Sie, während der kommenden Woche wahrzunehmen, wenn dieser Teil aktiviert wird. Dabei ist es nützlich zu wissen, welche Hinweise es dafür gibt. Welche Körperempfindungen, Gedanken und Emotionen sagen Ihnen, dass er aktiviert ist, zum Beispiel ein angespannter Bauch, Rachefantasien oder ein weinerliches, kindliches Gefühl?

____

____

____

____

An welchen Verhaltensweisen erkennen Sie, dass dieser Teil die Führung übernommen hat? Ziehen Sie sich zum Beispiel von Ihrem Partner/Ihrer Partnerin zurück, reißen Sie ein Gespräch an sich, essen Sie zu viel?

____

____

Durch welche Situationen oder Personen wird der Teil häufig aktiviert – zum Beispiel, wenn Sie auf jemanden treffen, von dem Sie sich angezogen fühlen, wenn Sie etwas referieren oder wenn Ihr Sohn Ihnen nicht gehorcht?

____

____

Wann wird so etwas in der kommenden Woche wahrscheinlich passieren?

____

____

Nehmen Sie sich vor, aufmerksam darauf zu achten, ob der Teil in diesen Situationen tatsächlich aktiviert wird. Jedes Mal, wenn das passiert, nehmen Sie kurz Kontakt zu ihm auf und machen sich ein paar Notizen über ihn. Falls das im betreffenden Moment nicht möglich ist, tun Sie es eben in der nächsten Arbeitspause, jedenfalls so bald wie möglich, damit die Erinnerung frisch ist. Nehmen Sie sich am Ende jedes Tages einige Minuten Zeit, sich einen Überblick über die Momente zu verschaffen, in denen der Teil aktiviert war. Ergänzen Sie dabei Ihre Notizen. Dieser tägliche Rückblick wird Ihnen auch dabei helfen, die Übung am folgenden Tag im Kopf zu behalten.

Notieren Sie jedes Mal, wenn der Teil aktiviert wird:

Situation: ______________________________

Wie Sie den Teil erleben: ________________________

Was an dieser Situation den Teil ausgelöst hat: ______________

Erwarten Sie von sich keine Perfektion. Wahrscheinlich werden Sie nicht jedes Mal merken, wenn der Teil aktiviert wird, und Sie werden sich auch nicht jedes Mal klar sein, was gerade passiert. Alles andere wäre unrealistisch. Vielleicht fahren Sie im betreffenden Moment gerade Auto, arbeiten intensiv an etwas oder unterhalten sich mit jemandem, weshalb es schwierig ist, etwas anderes wahrzunehmen als das, was Sie gerade tun. Das ist völlig in Ordnung – tun Sie einfach Ihr Bestes.

BEISPIEL Einen Teil in Echtzeit wahrnehmen

Name des Teils: ***Gierschlund.***

Was der Teil emotional empfindet: ***Wild und außer Kontrolle.***

Wie er aussieht: ***Ein großer Mund.***

Wo er im oder am Körper wahrnehmbar ist und wie er sich anfühlt: ***Wie ein leeres Loch im Bauch, das gefüllt werden muss.***

Was der Teil sagt: ***Ich höre nicht auf. Ich brauche immer mehr!***

Zu welchem Verhalten er Sie bringt: ***Er stopft sich unbeherrscht voll. Er isst Sachen, die nicht gesund für mich sind, und hört nicht auf, wenn ich eigentlich schon satt bin.***

Was er will: ***Ein leeres Loch auffüllen, damit ich keinen emotionalen Schmerz empfinde.***

Den Teil wahrnehmen

An welchen Verhaltensweisen erkennen Sie, dass dieser Teil die Führung übernommen hat? ***Wenn ich meinen Teller geleert habe, nehme ich mir nach, obwohl ich nicht mehr hungrig bin. Zwischen den Mahlzeiten bediene ich mich am Kühlschrank. Ich kaufe Junkfood, obwohl ich weiß, dass es mir nicht bekommt.***

Durch welche Situationen oder Personen wird der Teil häufig aktiviert?

Familienmitglieder, freie Tage, stressige Situationen, in denen ich Angst davor habe, kritisiert zu werden. Alleinsein.

Wann wird so etwas in der kommenden Woche wahrscheinlich passieren?

Stress in der Arbeit. Keine Pläne fürs Wochenende haben.

SCHRITT B2

KAPITEL 5

Sich lösen und bewusst verschmelzen

Sich vom Ziel-Teil lösen

Ein Teil ist mit dem Selbst verschmolzen, wenn Sie so von den Gefühlen des Teils überflutet werden, dass Sie nicht mehr geerdet sind. Sie sind in den Überzeugungen des Teils gefangen und sehen alles aus seiner Perspektive. Anders gesagt, sind Sie nicht genügend von dem Teil getrennt, um ihn beobachten oder bei ihm sein zu können. Um auf nützliche Weise Zugang zu einem Teil zu finden, sollte er aktiviert sein, ohne mit Ihnen zu verschmelzen.

Das Selbst gehört von Natur aus auf den »Sitz des Bewusstseins« (vergleiche Kapitel 3). Wenn Sie mit einem Teil verschmolzen sind, hält dieser statt dem Selbst den Sitz besetzt (Abb. nächste Seite links). Um einen produktiven Kontakt mit dem Teil herzustellen, muss das Selbst sich auf dem Sitz befinden und seine Aufmerksamkeit auf den Teil richten (Abb. nächste Seite rechts).

Wie erwähnt, nennt man den Teil, mit dem man sich momentan beschäftigt, den Ziel-Teil.

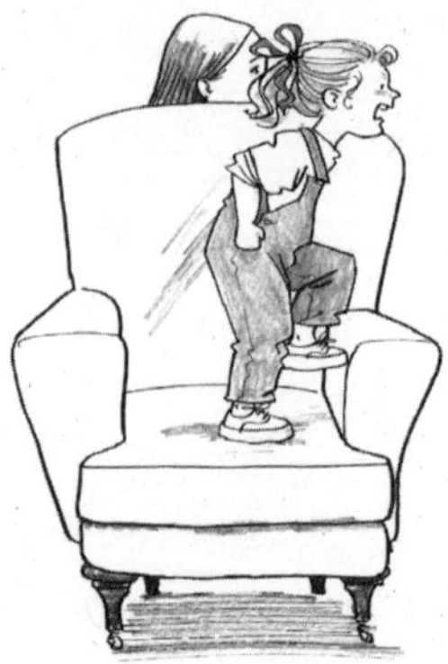

Ein Teil auf dem Sitz des Bewusstseins

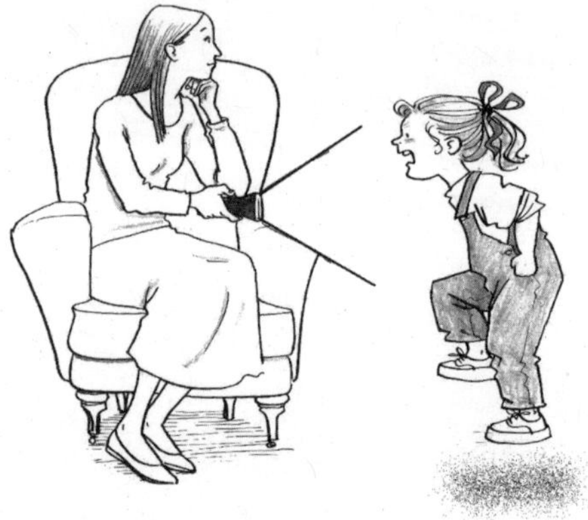

Das Selbst auf dem Sitz des Bewusstseins

ÜBUNG Verschmolzensein

Wählen Sie einen Teil, mit dem Sie momentan verschmolzen sind. Nehmen Sie sich einen Moment Zeit, mit geschlossenen Augen festzustellen, was gerade passiert. Fragen Sie sich: »Was nehme ich jetzt wahr, was denke und fühle ich?« Wie stark empfinden Sie gerade die Gefühle des betreffenden Teils?

Wahrscheinlich handelt es sich um einen Teil, mit dem Sie sich als Aspekt Ihrer Persönlichkeit identifizieren. Das kann ein Teil sein, der Sie dazu motiviert, im Alltag aktiv zu sein, ein Teil, der Sie kritisiert oder andere beurteilt, oder einer, der ärgerlich wird oder eine andere emotionale Reaktion zeigt, wenn bestimmte Dinge passieren, zum Beispiel wenn Sie Kaffee verschütten oder Ihren Schlüsselbund verlegen. Es kann ein Teil sein, der Sie organisiert, der Ihnen Sorgen macht, der etwas von jemand anderem braucht oder irgendein anderer Teil, der sich regelmäßig in Ihrem Leben bemerkbar macht.

Wie fühlt es sich in Ihrem Körper an, wenn dieser Teil präsent ist?

Welche Körperteile sind angespannt? ______________________________

Welche sind entspannt? ______________________________

Welche Gefühle nehmen Sie wahr? ______________________________

Ist Ihr Blick offen oder verschlossen? ______________________________

Welche Körperteile nehmen Sie nicht wahr? Sind Sie zum Beispiel nur in Ihrem Kopf? Oder spüren Sie nur Ihren Bauch? ______________________________

Wie ist Ihr Atem? ______________________________

Welche Emotionen sind vorhanden (zum Beispiel Ärger, Frustration, Ungeduld, Liebe, Freundlichkeit, Großzügigkeit, Dringlichkeit)? ______________

____

Welche Gedanken haben Sie? ______________________________

Was sagen Sie zu sich? ______________________________

Was ist aus der Perspektive dieses Teils zutreffend (zum Beispiel: »Ich habe viele Verpflichtungen und muss mich anstrengen, sie zu erfüllen«; »Ich bekomme von der Person da nie, was ich brauche«; »Es ist nie genug Zeit«)?

____

____

BEISPIEL Verschmolzensein

Welche Körperteile sind angespannt? *Kiefer, oberer Brustkorb.*

Welche sind entspannt? *Beine.*

Welche Gefühle nehmen Sie wahr? *Kurzatmig, Schultern hochgezogen.*

Ist Ihr Blick offen oder verschlossen? *Verengt, angestrengt.*

Welche Körperteile nehmen Sie nicht wahr? *Mittlerer Rücken, Genitalien.*

Wie ist Ihr Atem? *Eingeschränkt.*

Welche Emotionen sind vorhanden? *Ärger, Frustration.*

Welche Gedanken haben Sie? *Bin aufgebracht und wie besessen davon, dass man mir so wehgetan hat.*

Was sagen Sie zu sich? *So etwas verdiene ich einfach nicht. Wofür halten die sich eigentlich?*

Was ist aus der Perspektive dieses Teils zutreffend? *Man hat mir Unrecht getan!*

Sich lösen

Sie lösen sich von einem Teil, indem Sie Raum zwischen ihm und sich schaffen. Dabei bitten Sie den Ziel-Teil, kooperativ zu sein und gemeinsam mit Ihnen einen emotionalen Abstand zu schaffen, damit Sie den Teil besser wahrnehmen können. Der Teil soll begreifen, dass Sie Interesse haben, ihn kennenzulernen, und dass das am besten möglich ist, wenn Sie ein bisschen Abstand von ihm haben.

Sich von einem Teil lösen, kann sinnvoll sein, wenn Sie merken, dass dieser Teil statt dem Selbst den »Sitz des Bewusstseins« besetzt hat. Dann können Sie versuchen, das Selbst auf diesen Sitz zu bringen, damit es den Ziel-Teil ins Zentrum seiner Aufmerksamkeit rücken kann (siehe rechte Abbildung auf S. 44).

ÜBUNG Sich von einem Ziel-Teil lösen

Sie können den Teil nehmen, den Sie in der vorhergehenden Übung »Verschmolzensein« erforscht haben; vielleicht wollen Sie aber auch einen anderen Teil kennenlernen. Wenn Letzteres der Fall ist, gehen Sie die angegebenen Schritte durch, bis der betreffende Teil präsent ist. Lassen Sie ihn auf irgendeine Weise wissen, dass Sie Interesse haben, ihn kennenzulernen.

Name oder Rolle des Teils: ______________________________

Wie Sie wissen, dass Sie mit ihm verschmolzen sind: ______________

Die folgenden Methoden können den Prozess des Lösens unterstützen.

- Bitten Sie den Teil, sich von Ihnen zu lösen, damit Sie ihn kennenlernen können.
- Bitten Sie den Teil, sich aus Ihrem Körper zu entfernen.
- Bitten Sie den Teil, seine Gefühle zu zügeln und Sie nicht damit zu überfluten, während Sie sich auf ihn konzentrieren.
- Treten Sie ein Stück zurück, um sich von dem Teil zu trennen.
- Nehmen Sie wahr, welche Gefühle Sie dem Teil entgegenbringen.
- Rufen Sie ein Bild des Teils auf, wie dieser ein Stück weit von Ihnen entfernt ist.
- Zentrieren/erden Sie sich mit einer kurzen Meditation, um Ihre Trennung von dem Teil zu unterstützen.

Wie Sie den Ziel-Teil gebeten haben, sich von Ihnen zu trennen: __________

____

Wenn ein Teil sich trennt, werden Sie das spüren. Infrage kommt eine ganze Reihe feiner Veränderungen, wie Sie den Teil wahrnehmen.

- Sie spüren, wie sich in Ihrem Körper etwas öffnet, wodurch ein Gefühl von Raum und Offenheit entsteht.
- Sie sehen, wie der Teil sich bewegt. Zum Beispiel kann das Bild des Teils ein Stück von Ihnen wegrücken.
- Sie hören, wie der Teil Ihrer Bitte zustimmt.
- Sie fühlen sich emotional leichter oder freier.

Was Sie bemerkt haben, als Sie den Ziel-Teil baten, Ihnen ein bisschen Raum zu lassen: ____

____

Was Sie bemerkt haben, wenn der Teil bereit war, sich zu lösen:

____

Was der Teil gesagt hat: __________________________________

Veränderungen im Körper: ________________________________

Veränderung dessen, was Sie gesehen haben: ____________________

Emotionale Veränderungen: _______________________________

Weiteres: ____

BEISPIEL Sich von einem Ziel-Teil lösen

Name oder Rolle des Teils: *Aufschieber.*

Wie Sie wissen, dass Sie mit ihm verschmolzen sind: *Ich bin kribbelig und zerstreut, vermeide Arbeit, die erledigt werden muss, indem ich die Küche putze oder im Internet surfe.*

Wie Sie den Ziel-Teil gebeten haben, sich von Ihnen zu trennen: *Hab ihm gesagt, mir ist klar, dass er da ist, um mich von meiner Arbeit abzubringen. Hab ihn gefragt, ob er mit mir zusammenarbeiten mag, damit ich was erledigt kriege, bevor wir gemeinsam etwas anderes machen.*

Was Sie bemerkt haben, als Sie den Ziel-Teil baten, Ihnen ein bisschen Raum zu lassen: *Zuerst war er widerspenstig und hat getan, als würde er gar nicht existieren, so nach dem Motto »Was – wer, ich?« Dann hat er Interesse für mein Versprechen gezeigt, später was mit ihm gemeinsam zu machen.*

Was Sie bemerkt haben, wenn der Teil bereit war, sich zu lösen:

Was der Teil gesagt hat: *»Vergiss bloß nicht, dass du mir versprochen hast, später was zusammen mit mir zu machen!«*

Veränderungen im Körper: *Ich war in der Lage, mich ein bisschen zu entspannen. Hab mich ruhiger gefühlt und tiefer geatmet.*

Veränderung dessen, was Sie gesehen haben: *Alles war klarer und nicht mehr so verschwommen.*

Emotionale Veränderungen: *Hab die unter der Zerstreutheit verborgene Angst gespürt.*

Weiteres: *Sobald ich die Angst gespürt und erkannt habe, hat sie ein bisschen nachgelassen.*

ÜBUNG Sich von einem widerwilligen Teil lösen
(Variante der vorhergehenden Übung)

Manchmal sträuben sich Teile davor, sich zu lösen. Vielleicht sind sie verwirrt darüber, was das bedeutet; sie können aber auch Angst haben oder trotzig sein. Eine gute Frage, die man einem zögerlichen Teil stellen kann, lautet: »Wovor hast du Angst? Was könnte wohl passieren, wenn du dich von mir löst?« Es kann nützlich sein, dem Teil zu versichern, dass Sie nicht versuchen, ihn loszuwerden oder zu vertreiben, sondern dass Sie ihm nur besser zuhören wollen, was durch ein bisschen Abstand möglich wäre.

Es gibt einige typische Gründe, weshalb Teile sich nur widerwillig lösen. Wenn der Teil, an dem Sie in der vorhergehenden Übung gearbeitet haben, sich sträubt, können Sie überprüfen, ob eine der aufgeführten Ursachen zutrifft oder ob Sie auf etwas anderes stoßen.

_____ Angst, dass Sie ihn beiseiteschieben und nicht mehr brauchen werden. *Mögliche Reaktion Ihrerseits:* Ich bitte dich nur, kurz beiseitezutreten, während ich mich mit diesem Thema beschäftige. Schließlich will ich dich kennenlernen, und damit das möglich ist, brauche ich ein bisschen Abstand von dir. Wenn du willst, kannst du wie gewohnt zurückkehren, sobald wir fertig sind.

Zusätzlich: Eventuell müssen Sie dem Teil klarmachen, dass Sie ihn in der Vergangenheit tatsächlich beiseitegeschoben haben, dass es jetzt aber anders laufen wird.

_____ Angst, dass Sie etwas Unkluges tun werden, wovor der Teil Sie beschützt. *Mögliche Reaktion Ihrerseits:* Versichern Sie dem Teil, dass Sie ihn nur um eine bestimmte Zeitspanne bitten. Erinnern Sie ihn daran, dass Sie da sind und dafür sorgen werden, dass nichts Schlimmes passiert.

Andere Ängste: ______________________________

Ihre Reaktionen auf den Teil: ______________________________

Was Sie zu dem Teil gesagt haben, um ihm zu helfen, sich beim Lösen wohler zu fühlen: ______________________________

Wie der Teil reagiert hat: ______________________________

Was er gesagt hat: ______________________________

Veränderungen im Körper: ______________________________

Veränderung dessen, was Sie gesehen haben: ______________________________

Emotionale Veränderungen: ______________________________

Weiteres: ______________________________

ÜBUNG Täglicher Teile-Check

Nehmen Sie sich in der kommenden Woche jeden Tag etwas Zeit, sich mit Ihren Teilen zu beschäftigen. Stellen Sie so, wie Sie es in diesem Kapitel gelernt haben, fest, welche Teile gerade aktiviert sind. Indem Sie das regelmäßig tun, werden Sie sich daran gewöhnen, Ihrer inneren Familie Aufmerksamkeit zu schenken. Planen Sie jeden Tag eine bestimmte Zeit für diese Übung ein. Manche Leute tun das am liebsten gleich morgens nach dem Aufstehen, andere abends, bevor sie schlafen gehen. Stellen Sie eine Liste mit allen Teilen zusammen, die in diesem Moment aktiviert sind, und tragen Sie die folgenden Angaben ein, soweit Sie sie wissen.

Name des Teils: ______________________________

Was er empfindet: ______________________________

Wie er aussieht: ______________________________

Wo er im oder am Körper wahrnehmbar ist: ______________________________

Was der Teil sagt: ______________________________

Zu welchem Verhalten er Sie bringt: ______________________________

Machen Sie sich keine Sorgen, wenn Sie nicht alle genannten Informationen über den Teil kennen. Tragen Sie einfach ein, was Sie wissen.

BEISPIEL Täglicher Teile-Check

Montagmorgen

Name des Teils: *Angst.*

Was der Teil emotional empfindet: *Fürchtet, dass ich mit dem, was heute vor mir liegt, nicht umgehen kann.*

Wie er aussieht: *Zitternder kleiner Junge.*

Wo er im oder am Körper wahrnehmbar ist: *Pochen in der Brust, verkrampfter Bauch, über den Kopf gezogene Decke.*

Was er sagt: *Das schaffe ich einfach nicht. Ich habe nicht genügend Energie. Ich werde nicht damit zurechtkommen. Das Leben erdrückt mich.*

Zu welchem Verhalten er Sie bringt: *Ich bewege mich nicht, bin erstarrt, bleibe einfach unter der Decke liegen*

Donnerstagabend

Name des Teils: *Erleichterung.*

Was der Teil emotional empfindet: *Dankbar dafür, dass ich den Tag über-*

standen habe. Entspannt und ruhig. Erleichtert, dass es vorüber ist.

Wie er aussieht: *Kleines Kind, das friedlich schläft.*

Wo er im oder am Körper wahrnehmbar ist: *Keinerlei Anspannung im ganzen Körper.*

Was er sagt: *Ich hab's geschafft. Hab's hinter mir. Ich hab den Tag überstanden.*

Zu welchem Verhalten er Sie bringt: *Kann mich entspannen und erholen.*

Bewusst verschmelzen

Mit einem Teil zu verschmelzen, hindert uns daran, im Selbst zu sein, weshalb es bisher darum ging, wie man sich aus diesem Zustand löst. Manchmal ist es jedoch nützlich, bewusst mit einem Teil zu verschmelzen. Das tut man absichtlich und mit Erlaubnis des Selbst, und es klappt nur dann gefahrlos, wenn man gut im Selbst ist. Drei Methoden bieten sich an.

1. Auf einen Teil zugreifen, indem man an seiner Stelle spricht

Wenn Sie Probleme haben, Zugang zu einem Teil zu finden, oder wenn Sie ihn intensiver erleben wollen, können Sie bewusst mit ihm verschmelzen, indem Sie an seiner Stelle sprechen. Das ist genau das Gegenteil von dem, was weiter oben geraten wurde, ermöglicht Ihnen jedoch, eine Weile zu dem Teil zu werden und ihn umfassender zu spüren. Sie können den Teil bitten, seine Gefühle zu zügeln, während Sie mit ihm verschmolzen sind.

2. Mit dem Körperausdruck auf einen Teil zugreifen

Intensiver auf einen Teil zugreifen können Sie auch, indem Sie zu ihm werden und das durch Körperbewegungen, Mienenspiel und Geräusche ausdrücken. Dadurch verkörpern Sie ihn vollständiger und können ihn umfassender verstehen.

3. Die Emotionen eines Teils spüren

Wie im 12. Kapitel näher ausgeführt, können Sie einen Teil besser wahrnehmen, wenn Sie seine Emotionen spüren, so lange dabei im Selbst bleiben. Das kann zu einer tieferen Heilung führen.

ÜBUNG Bewusstes Verschmelzen

Diese Übung macht man am besten mit einem Partner oder in einer kleinen Gruppe. Alle Beteiligten beschäftigen sich zehn Minuten lang mit einem Teil, anschließend berichten sie einander, was sie erlebt haben. Achten Sie darauf, dass Sie nur über Ihre eigene Erfahrung sprechen. Dabei ist es nützlich, die Sprache der Teile zu verwenden, die in Ihnen aufgetaucht sind.

Wählen Sie einen Teil, bei dem Sie sich wohlfühlen, wenn Sie mit ihm verschmelzen.

1. Sprechen Sie als der Teil: »Ich bin … und ich fühle …«
2. Drücken Sie die Gefühle oder die Eigenheit des Teils ohne Worte aus. Tun Sie das mit Körperbewegungen, Gesichtsausdrücken und Geräuschen.
3. Fragen Sie den Teil, ob Sie ihn gut dargestellt haben.
4. Sprechen Sie für ihn: »Der Teil fühlt …«

Notieren Sie unten, was Sie erlebt haben.

Teil: ______________________________

Was er zu sagen hatte: ______________________________

Wie er sich nonverbal ausgedrückt hat: ______________________________

Wie es sich angefühlt hat, ihn darzustellen: ______________________________

SCHRITT B3

KAPITEL 6

Für Selbst-Führung sorgen und sich von besorgten Teilen lösen

Was ist Selbst-Führung?

Im Selbst zu sein bedeutet, dass Sie eine oder mehrere Eigenschaften des Selbst als Ihren aktuellen Zustand erleben. Wenn Sie Mitgefühl, Neugier oder Fürsorglichkeit empfinden, ist Selbst-Führung vorhanden. Das heißt, Sie sind »im Selbst«, wie man es in IFS nennt. Anders gesagt, Ihr wahres Ich hat den »Sitz des Bewusstseins« besetzt. In diesem Zustand ist es gefahrlos möglich, den Ziel-Teil zu erforschen.

Warum sollte man für Selbst-Führung sorgen?

Wenn wir Teile von uns selbst wahrnehmen, bewerten wir sie normalerweise. Wir akzeptieren die Teile, die wir mögen und gutheißen, und oft identifizieren wir uns sogar mit solchen, die wir als positiv ansehen. Die Teile, die wir für problematisch halten, weisen wir hingegen zurück. In IFS werden wir aufgefordert, weder das eine noch das andere zu tun, sondern stattdessen offen zu sein und Interesse daran zu haben, jeden Teil von uns kennenzulernen. Um das erfolgreich zu tun, sollten wir im Selbst sein.

Besorgte Teile

Ein besorgter Teil ist einer, der mit dem Selbst verschmolzen ist und sich Sorgen um den Ziel-Teil macht. Das beeinträchtigt unsere Fähigkeit, im Hinblick auf den Ziel-Teil im Selbst zu sein, wie die folgende Abbildung zeigt.

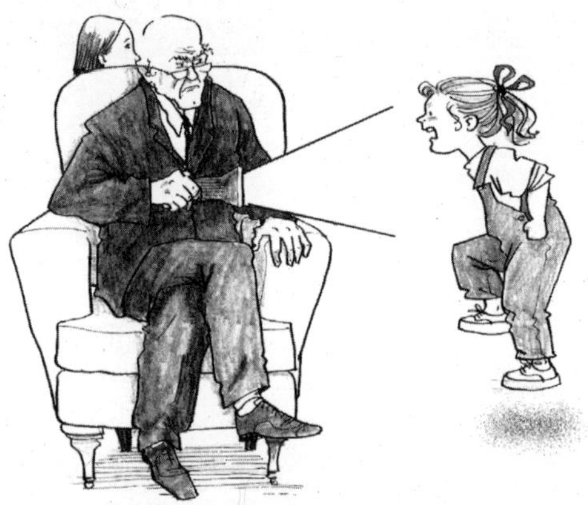

1 Ein besorgter Teil auf dem Sitz des Bewusstseins

Besorgte Teile haben Absichten und Meinungen. Wenn Sie dem Ziel-Teil zum Beispiel ärgerlich oder kritisch gegenüberstehen, wenn Sie Angst vor ihm haben oder ihn loswerden wollen, dann kommt diese Haltung von einem anderen Teil. Es ist wichtig, solche Teile zu identifizieren, damit man vom Selbst aus einen offenen Kontakt mit dem Ziel-Teil herstellen kann.

Wie überprüft man, ob besorgte Teile vorhanden sind?

In IFS stellt man die magische Frage: »Welche Gefühle bringe ich dem Ziel-Teil momentan entgegen?«

Dann lässt man sich innerlich Raum und nimmt wahr, was auftaucht. Die obige Frage ist nicht dazu gedacht, eine Bewertung des Teils oder Ihre Meinung über ihn hervorzurufen; es geht darum herauszufinden, wie Sie dem Teil emotional gegenüberstehen. Sie fragen auch nicht, wie Sie den Teil im Allgemeinen oder in anderen Momenten empfinden, wenn er aktiviert ist – es geht nur um das, was Sie jetzt gerade fühlen, während Sie Kontakt mit ihm aufnehmen.

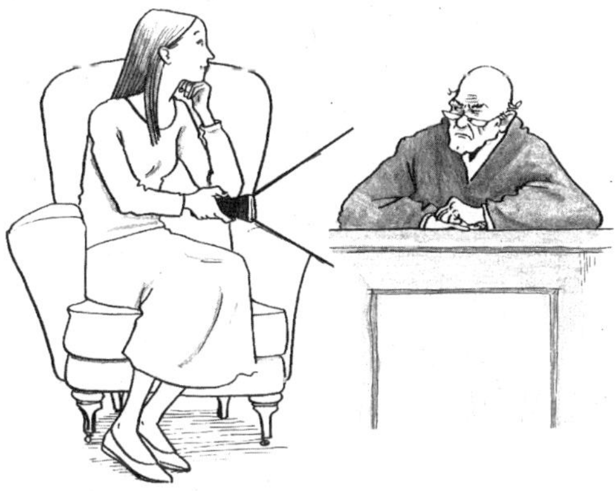

2 Vom Sitz des Bewusstseins aus konzentriert das Selbst sich auf den besorgten Teil

Sich von einem besorgten Teil lösen

Bevor Sie sich erfolgreich mit dem Ziel-Teil beschäftigen können, müssen Sie sich von allen besorgten Teilen lösen, damit Sie vom Selbst aus beim Ziel-Teil sind.

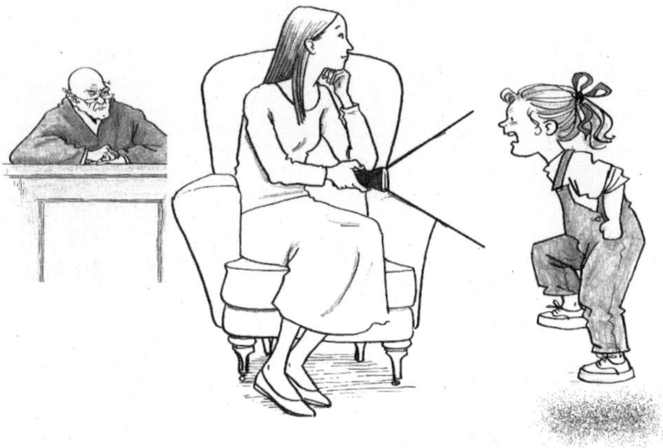

3 Vom Sitz des Bewusstseins aus konzentriert sich das Selbst auf den Ziel-Teil

Vom Selbst aus mit dem Ziel-Teil umgehen

Sie sind im Selbst, wenn Sie dem Ziel-Teil offen, neugierig, mitfühlend und verständnisvoll entgegentreten. Einige Beispiele für diese Haltung:

- **Offen:** Ich empfinde nichts Besonderes. Da, wo mein besorgter Teil sonst war, ist Raum. Ich bin neutral und bereit, mich mit dem Ziel-Teil zu beschäftigen.
- **Neugierig:** Ich fühle mich von dem Teil getrennt und bin aufrichtig daran interessiert, wer er ist und was er mir zu sagen oder mir beizubringen hat.

- **Mitfühlend:** Ich sehe jetzt deutlicher, wer dieser Teil ist, was er in sich trägt und weshalb er sich so verhalten hat.
- **Verständnisvoll:** Ich sehe, wie schwer dieser Teil für mich gearbeitet hat. In diesem Moment verstehe ich, weshalb er hier ist und was er geleistet hat.

ÜBUNG Sich von einem besorgten Teil lösen

Wählen Sie für diese Übung einen Beschützer, den Sie nicht mögen oder auf den Sie mit starken Gefühlen reagieren. Zum Beispiel haben Sie vielleicht einen Teil, der leicht wütend wird und sich in Ihre Beziehung zu Freunden einmischt, oder einen Teil, der zu viel isst, obwohl Sie versuchen, gesund zu leben und Ihr Gewicht zu kontrollieren. Auf solche Teile reagieren Sie von Natur aus ziemlich heftig, indem Sie sie etwa abwerten oder wütend auf sie sind und sie loswerden wollen. Vielleicht treten Sie ihnen auch abweisend entgegen oder haben Angst vor ihnen. All diese Haltungen, die in Ihnen entstehen, kommen von einem besorgten Teil von Ihnen.

Nehmen Sie sich einen Moment Zeit, einen Beschützer auszuwählen, über den Sie gern mehr erfahren würden. Finden Sie zuerst Zugang zu ihm (Schritt B1, Kapitel 4) und lösen Sie sich dann von ihm, so gut es geht (Schritt B2, Kapitel 5). Dieser Beschützer ist der Ziel-Teil.

Nehmen Sie wahr, was in Ihrem Körper passiert und wie der Teil auf Sie reagiert, während Sie Kontakt mit ihm aufnehmen. ______________________

____

Stellen Sie die magische Frage: »Welche Gefühle bringe ich dem Ziel-Teil momentan entgegen?«

Was bemerken Sie gerade – Ärger, Frustration, den Wunsch, dass der Teil sich wegscheren soll? Solche Reaktionen stammen von einem besorgten Teil. Tragen Sie die entsprechenden Informationen ein.

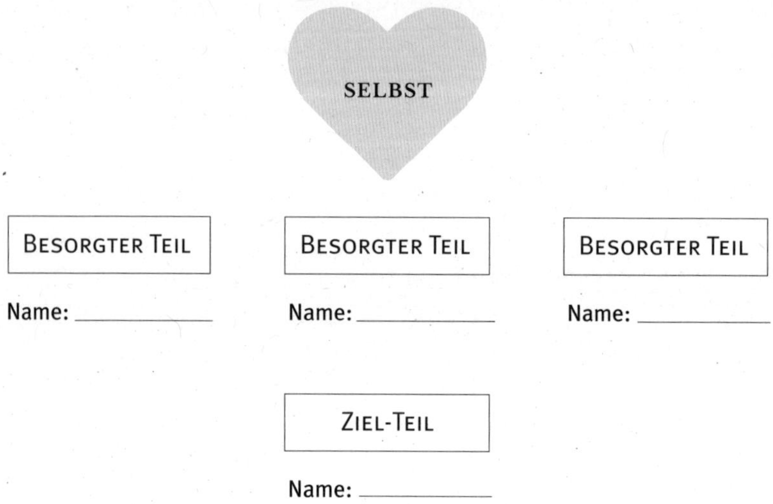

Wenn Sie dem Teil hingegen mit Offenheit, Neugier und Mitgefühl entgegentreten, sind Sie wahrscheinlich im Selbst. Da Sie für diese Übung aber einen Teil ausgesucht haben, mit dem Sie Schwierigkeiten haben, ist es zu diesem Zeitpunkt unwahrscheinlich, dass das der Fall ist.

BEISPIEL Sich von einem besorgten Teil lösen

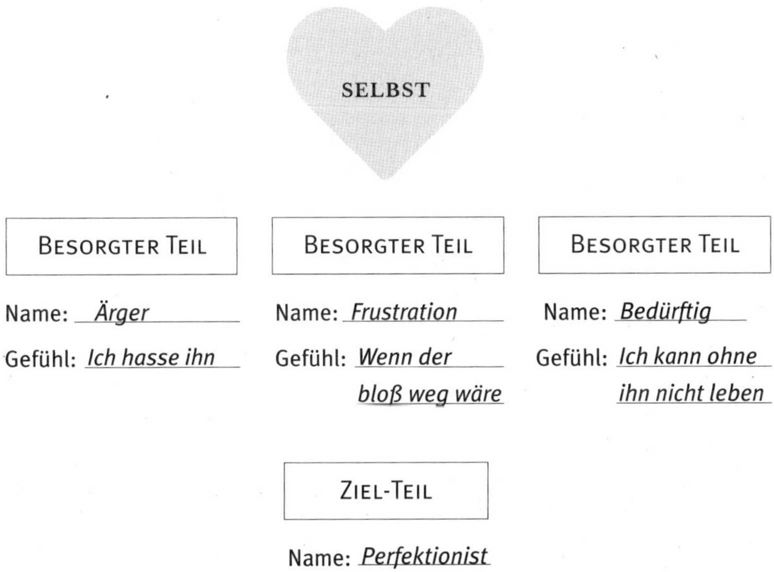

Die besorgten Teile bitten, sich zu entspannen

Bitten Sie die besorgten Teile nacheinander, sich vorläufig zu entspannen (oder beiseitezutreten), damit Sie den Ziel-Teil mit Offenheit kennenlernen können. Dazu ist der jeweilige besorgte Teil entweder bereit oder nicht.

1. Besorgter Teil ist bereit beiseitezutreten: Wenn das der Fall ist, spüren Sie vielleicht eine Veränderung in Ihrem Körper, zum Beispiel, dass Sie sich irgendwo entspannen oder öffnen. Vielleicht sehen Sie auch ein Bild davon, wie der Teil sich ein Stück weit entfernt, oder Sie hören seine Stimme sagen, dass er beiseitetreten wird. Eventuell will er aber auch erst über seine Bereitschaft dazu verhandeln.

Während jeder Teil auf Ihrer Liste beiseitetritt, stellen Sie wieder die Frage: »Welche Gefühle bringe ich dem Ziel-Teil momentan entgegen?«

Manchmal ist es hilfreich, das so zu formulieren: »Welche Gefühle bringe ich dem Teil jetzt entgegen, nachdem der Ärger und die Frustration beiseitegetreten sind?« Falls Sie einen weiteren besorgten Teil entdecken, wiederholen Sie den Prozess, bis Sie im Selbst sind und Offenheit, Neugier und Mitgefühl empfinden.

Nun können Sie damit anfangen, den Ziel-Teil vom Selbst aus kennenzulernen.

2. Besorgter Teil ist nicht bereit beiseitezutreten: Wenn das der Fall ist, können Sie dem Teil erklären, welchen Wert es hat, dass er beiseitetritt. Ausdrücken können Sie das in etwa so:

»Ich will diesem Teil (dem Ziel-Teil) wirklich helfen, weil ich sehe, dass er Heilung braucht. Dazu will ich ihn kennenlernen und weiß, dass das nur mit Offenheit und Neugier möglich ist. Ich wäre dir dankbar, wenn du mir Raum dafür lässt, vom Selbst aus Kontakt zu dem Teil aufzunehmen.«

Hören Sie sorgfältig zu, welche Ängste der besorgte Teil hat, und beruhigen Sie ihn. Typische Ängste können Sie mit der Übung »Sich von einem widerwilligen Teil lösen« auflösen.

Den Ziel-Teil wechseln: Wenn der besorgte Teil trotzdem nicht beiseitetreten will, machen Sie ihn zum neuen Ziel-Teil und beschäftigen Sie sich mit ihm wie oben beschrieben. Durchlaufen Sie dabei alle Schritte (B2 bis B5).

Sobald Sie diese Hindernisse aus dem Weg geräumt haben, können Sie sich entweder wieder dem ursprünglichen Ziel-Teil zuwenden oder mit dem neuen Ziel-Teil weiterarbeiten. Oft ist das eine Entscheidung, die Ihr gesamtes inneres System betrifft. Deshalb könnte es gut sein innezuhalten und alle Teile, mit denen Sie sich beschäftigt haben, fragen, wie Sie am besten weitermachen sollten. Warten Sie einen Moment auf die Antwort. Normalerweise kommt das, was für Sie jetzt am besten ist, zum Vorschein.

Der besorgte Teil als Beobachter: Es ist in Ordnung, wenn der besorgte Teil das weitere Geschehen sozusagen vom Spielfeldrand aus beobachtet und eingreift, wenn er eine Gefahr wahrzunehmen meint. Wenn Sie dem Teil das versprechen, sollten Sie unbedingt darauf achten, ob er wieder auftaucht. Dann können Sie ihn begrüßen und herausfinden, welche Bedenken er hat.

Ist der besorgte Teil wirklich beiseitegetreten? Wenn Sie nicht sicher sind, ob der Teil beiseitegetreten ist, beschäftigen Sie sich einfach wieder mit dem Ziel-Teil und beobachten Sie, was passiert. Eventuell wird Ihnen später klar, dass Sie sich von diesem besorgten Teil stärker lösen oder mit einem anderen besorgten Teil beschäftigen müssen.

Wie Sie erkennen können, dass der besorgte Teil nicht beiseitegetreten ist

1. Der Ziel-Teil reagiert nicht auf Fragen, sperrt sich oder verweigert den Zugang. Wenn Sie ihn nach seinem Verhalten fragen, sagt er, dass er Ihnen nicht vertraut.
2. Sie machen sich Gedanken darüber, wie der Ziel-Teil aussieht, statt ihm Fragen zu stellen.
3. Die Fragen, die Sie stellen, haben einen kritischen oder anklagenden Ton.
4. Sie verstehen nicht, wieso der Ziel-Teil sich so verhält, wie er es tut.
5. Es gelingt Ihnen nicht, eine vertrauensvolle Beziehung zu dem Ziel-Teil aufzubauen.

ÜBUNG Ein Überblick über die Teile

Viele Leute finden es sehr nützlich, sich einen visuellen Überblick über ihre Teile zu verschaffen. Das kann die Beziehungen zwischen den Teilen klären, die Zahl der an einem Wegweiser vorhandenen Teile verdeutlichen, das System der Beschützer erhellen und zeigen, welche Teile eine zentrale oder eine periphere Rolle im System spielen. Erkennbar wird auch, welche Beziehung die Teile zum Selbst haben, und vieles mehr.

Einen solchen Überblick erstellt man sinnvollerweise, wenn man gerade erst beginnt, das innere System kennenzulernen. Dann kann man sich gelegentlich damit beschäftigen, um festzustellen, was sich im Lauf der Zeit verändert hat. Nützen können Sie dieses Werkzeug auch, um die innere Arbeit visuell zu verfolgen und zu entscheiden, worauf Sie die Aufmerksamkeit richten sollten.

Es gibt viele Möglichkeiten, das innere System bildlich darzustellen. Zum Beispiel können Sie auf einem großen Blatt Papier die Namen der Teile notieren oder Bilder davon zeichnen, soweit Sie sie kennen. Um das Beziehungsgeflecht darzustellen, dienen Linien oder Pfeile. Meine Lieblingsmethode geht so:

- Nehmen Sie ein großes Blatt Papier zur Hand.
- Malen Sie oben in die Mitte ein Herz und schreiben Sie Ihren Namen hinein. Das stellt das Selbst dar.
- Arbeiten Sie mit Klebezetteln in mindestens zwei Farben. Ich nehme eine Farbe für Beschützer und eine andere für Verbannte. Wenn Sie einen herzförmigen Klebezettel für das Selbst haben, umso besser.

Schreiben Sie auf die Zettel nun die Namen von Teilen, während Sie an diese denken oder sie spüren, und verteilen Sie die Zettel nach dem Zufallsprinzip auf dem Blatt Papier. Verwenden Sie die passende Farbe, wenn Sie den Eindruck haben, dass ein Teil ein Beschützer oder Verbannter ist. Während die Dinge sich klären, können Sie die Farben, falls nötig, wieder ändern.

Sobald alle Teile auf dem Blatt sind, lehnen Sie sich zurück und betrachten das Ganze. Ich empfehle, vorher eine kurze Übung zu machen, mit der Sie sich zentrieren und ins Selbst kommen, damit Sie die Teile aus dieser Perspektive sehen. Wenn es Ihnen hilft, legen Sie einfach die Hand auf den Bauch und atmen ein paarmal tief durch.

Fangen Sie dann damit an, die Zettel so anzuordnen, dass die Beziehungen zwischen den Teilen deutlich werden.

- Welche Teile sind verbündet und arbeiten zusammen?
- Welche Teile sind polarisiert und bekämpfen einander?
- Welche Teile verstecken sich?
- Welche Teile beschützen andere Teile?
- Welche sind besorgte Teile, die das Selbst daran hindern würden, einen Ziel-Teil kennenzulernen?

Sobald Sie die Teile neu angeordnet haben, lehnen Sie sich wieder zurück, um nachzudenken. Haben Sie inzwischen weitere Teile wahrgenommen? Fügen Sie diese hinzu. Wie sieht das Ganze jetzt aus und was für Gefühle haben Sie dabei? Achten Sie auf alle Veränderungen Ihres emotionalen Zustands und der Körperwahrnehmung, während Sie das Blatt betrachten. Sehen Sie einen klaren Einstieg, an dem Sie mit Ihrer Erforschung anfangen wollen? Sehen Sie Teile, die die Hilfe und Ressourcen des Selbst brauchen?

SCHRITT B4

KAPITEL 7

Einen Beschützer kennenlernen

Wenn man sich in anderen Therapieformen mit einem Teil beschäftigt, analysiert man ihn entweder intellektuell oder taucht emotional in ihn ein. IFS fordert uns auf, etwas anderes zu machen. Wenn wir das IFS-Modell verwenden, bleiben wir im Selbst und nehmen von dort aus Kontakt mit dem Teil auf. Wir lernen ihn kennen, indem wir ihm Fragen stellen und auf seine Antworten lauschen. Informationen übermitteln kann der Teil uns in Form von Worten, Bildern, Körperempfindungen, Emotionen oder einem Gefühl des direkten Erkennens.

ÜBUNG Einen Beschützer kennenlernen

Wählen Sie einen Beschützerteil, den Sie gerne kennenlernen wollen. Das kann einer sein, der jetzt im Moment aktiviert ist; Sie können aber auch so Kontakt mit ihm aufnehmen, wie es im 4. Kapitel beschrieben wird. Stellen Sie fest, welche Informationen Ihnen bereits über diesen Beschützer zur Verfügung stehen: Wie fühlt er sich in Ihrem Körper an, wie sieht er aus, was sagt er?

Weiter unten sehen Sie eine Liste mit möglichen Fragen, die Sie dem Beschützer stellen können. Finden Sie heraus, welche Fragen momentan geeignet sind. Die Antworten des Teils können Sie auf einem extra Blatt Papier notieren. Sie haben die Möglichkeit, weitere Fragen zu notieren, die sich aus dem Gespräch mit dem Teil ergeben oder die Ihnen wichtig erscheinen.

Wenn der Teil eine Antwort gibt, die Sie neugierig macht, sollten Sie nachfragen. Sagt der Teil zum Beispiel »Ich will Schutz bieten«, können Sie fragen: »Wovor willst du beschützen?« oder »Wen willst du beschützen?« Gehen Sie dabei behutsam vor und setzen Sie den Teil nicht unter Druck. Nehmen Sie sich Zeit dafür, dass seine Antworten auf natürliche Weise zum Vorschein kommen, und stellen Sie nur Fragen, um den Prozess zu unterstützen:

Name des Teils oder Rolle, die er spielt: ______________________________

Einen Teil benennen: Es kann nützlich sein, einen Namen für den Teil zu haben. Das können einige beschreibende Worte sein, der Name einer Person, der Name einer fiktiven Gestalt oder irgendetwas anderes. Achten Sie darauf, dass der Teil sich diesen Namen selbst gibt. Der Name kann sich in der Zukunft jederzeit ändern, während Ihr Verständnis des Teils sich entwickelt.

Fragen, um den Teil besser kennenzulernen:

Was ist deine Aufgabe? ______________________________

Was ist deine Rolle in meinem System? ______________________________

Wie soll ich dich nennen? ______________________________

Was empfindest du? ______________________________

Was bringt dich dazu, so zu empfinden? ______________________________

Wie ist dein Verhältnis zu anderen Leuten? ______________________________

Welches Verhältnis hast du zu anderen Teilen? ______________________________

Was fühlst du in Bezug auf (ein äußeres Ereignis oder eine Emotion)?

____

Was willst du für uns bewirken? ________________________________

Was hoffst du zu erreichen, indem (du deine Rolle spielst)? ____________

Was fürchtest du, was passieren würde, wenn (du deine Rolle nicht spielst)?

____

Was fürchtest du, was wir fühlen oder tun würden, wenn du (deine Rolle nicht spielst)? ____

Wie lange tust du das schon (spielst du schon deine Rolle)? ____________

Was hat dich dazu gebracht, diese Rolle zu übernehmen, und wann hast du damit angefangen? ____

Wie empfindest du deine Rolle? ________________________________

Was möchtest du von mir? ____________________________________

Andere Frage ____

Antwort ____

Andere Frage ____

Antwort ____

Eine gefühlte Wahrnehmung von einem Teil bekommen

Eventuell beantwortet der Teil Ihre Fragen nicht mit klaren, eindeutigen Aussagen. Wenn Sie dann eine gefühlte Wahrnehmung des Teils zulassen oder warten, bis ein Bild von ihm auftaucht, kann das besonders wichtig und informativ sein. Es ist völlig in Ordnung, wenn Sie mit undeutlichen Bildern oder Körperempfindungen anfangen wie etwa »in sich zusammengesunken«, »ein Gefühl der Schmerzlichkeit«, »Enge in der Brust« oder »ein leerer Sack«. Empfangen Sie diese Sinnesinformationen mit offenem Herzen und aufrichtiger Neugier. Teilen Sie dem Teil mit, was Sie sehen oder empfinden, zum Beispiel: »Ich sehe, dass du in dich zusammengesunken und leer bist« oder »Mir fällt auf, dass du angespannt bist und nervös wirkst«. Während Sie bei dem Teil bleiben und weitere Fragen stellen, wird seine spezifische Natur deutlicher werden. Lassen Sie sich Zeit und drängen Sie nicht auf Klarheit; die wird schon kommen.

Notieren Sie hier alle subtilen Bilder und undeutlichen Empfindungen, die Sie bemerken, wenn Sie sich mit diesem Teil beschäftigen.

BEISPIEL Einen Beschützer kennenlernen

Name des Teils oder Rolle, die er spielt: *Wütender Teil. Wenn jemand mich zu Unrecht kritisiert oder mein Verhalten falsch interpretiert, werde ich wütend und greife ihn an.*

Fragen, um den Teil besser kennenzulernen:

Was ist deine Aufgabe? *Dich beschützen.*

Was ist deine Rolle in meinem System? *Böse Menschen fernhalten.*

Wie soll ich dich nennen? *Starker Ritter.*

Was empfindest du? *Ärger, Zorn, Frustration.*

Was bringt dich dazu, so zu empfinden? *Dumme, herzlose, gedankenlose Leute.*

Wie ist dein Verhältnis zu anderen Leuten? *Ich halte sie von dir fern.*

Was sagst du dabei? *Haut bloß ab hier!*

Welches Verhältnis hast du zu anderen Teilen? *Ich beschütze sie.*

Was fühlst du in Bezug auf die jetzige Situation? *Wenn andere keine Verantwortung für ihr Verhalten oder ihre Gefühle übernehmen, werde ich wütend.*

Was willst du für uns bewirken? *Dass ihr geborgen, glücklich und frei seid.*

Was hoffst du zu erreichen, indem du Wut verwendest, um uns zu beschützen? *Dass wir uns von bösen Menschen fernhalten.*

Was fürchtest du, was passieren würde, wenn du keine Wut als Schutz verwendest: *Man würde uns wehtun.*

Was fürchtest du, was wir fühlen oder tun würden, wenn du keine Wut als Schutz verwendest? *Wir würden mit den falschen Leuten Freundschaft schließen.*

Wie lange verwendest du schon Wut, um uns zu beschützen? *Seit ich ein kleines Mädchen war.*

Was hat dich dazu gebracht, diese Rolle zu übernehmen, und wann hast du damit angefangen? *Als ich als Kind kritisiert wurde.*

Wie empfindest du deine Rolle? *Ich mag sie, und sie ist wichtig.*

Was möchtest du von mir? *Liebe, Anerkennung und Wertschätzung.*

SCHRITT B5

KAPITEL 8

Eine vertrauensvolle Beziehung zu einem Beschützer aufbauen

Die beschützende Rolle, die manche Teile übernehmen, kann als extrem bezeichnet werden. Beschützerteile haben eine enge, beschränkte Weltsicht und bestimmte Überzeugungen, die ihren Einstellungen und ihrem Verhalten zugrunde liegen. Eine extreme Rolle übernehmen Teile, weil sie meinen, sie müssten mit bestimmten Situationen ganz alleine umgehen. Entweder wissen sie nicht, dass das Selbst da ist, oder sie trauen es diesem nicht zu, mit der Situation fertigzuwerden. Ein entscheidender Zielaspekt in IFS ist es, dass die Teile dem Selbst vertrauen. Vollständig geschieht das zwar eventuell erst nach einer Entlastung, aber schon während man sich mit einem Beschützer beschäftigt, kann (und muss) eine Menge Vertrauen aufgebaut werden.

Vertrauen stärken

Wenn Sie sich genügend Zeit nehmen, einen Beschützer kennenzulernen, so dass er sich verstanden und wertgeschätzt fühlt, neigt er dazu, Ihnen zu vertrauen und sich zu entspannen.

Aussagen, die das Vertrauen zum Selbst fördern:

- Ich verstehe, weshalb du (deine Rolle spielst).
- Mir ist klar, wieso du das für wichtig hältst.
- Mir leuchtet ein, (was du tust, sagst oder empfindest).
- Ich sehe den Druck, unter dem du stehst.
- Ich bin dir dankbar für deine Anstrengungen um meinetwillen.
- Ich bin dir dankbar für das, was du ursprünglich für mich getan hast.
- Ich bin dir dankbar für das, was du mein Leben lang für mich getan hast.
- Ich bin dir dankbar für das, was du für mich tust.

Andere Aussagen, die Ihnen einfallen, oder solche, die einer von Ihren Beschützern eigens hören will:

____

____

ÜBUNG Eine Beziehung zu einem Beschützer aufbauen

Wählen Sie einen Beschützer, mit dem Sie sich beschäftigen wollen. Sie können einen nehmen, mit dem Sie schon gearbeitet haben, aber auch einen neuen. Verbringen Sie so viel Zeit wie nötig, um die Schritte B1 bis B4 zu durchlaufen. Nehmen Sie Kontakt zu dem Teil auf, lösen Sie sich vom Ziel-Teil und von allen besorgten Teilen, damit Sie vom Selbst aus mit dem Beschützer umgehen können. Sie lernen diesen jetzt tiefer kennen und sorgen dafür, dass er Ihre Gegenwart spürt, während Sie sich mit ihm beschäftigen. Denken Sie daran, während dieses Prozesses immer wieder zu überprüfen, ob Sie noch im Selbst sind.

Name des Beschützers: ______________________________

Was er empfindet: ______________________________

Wie er aussieht: ______________________________

Wo er im oder am Körper wahrnehmbar ist: ______________________________

Was er sagt: ______________________________

Zu welchem Verhalten er Sie bringt: ______________________________

Welche Situationen ihn aktivieren: ______________________________

Welche besorgten Teile auf ihn reagieren: ______________________________

Was seine positive Absicht ist: ______________________________

Wovor er Sie beschützt: ______________________________

Jetzt wissen Sie schon eine ganze Menge über diesen Teil. Wahrscheinlich haben Sie eine deutlich spürbare Veränderung der Körperempfindungen wahrgenommen, während Sie diesen Prozess durchlaufen haben.

Was fühlt sich in diesem Moment anders an, während Sie vom Selbst aus mit dem Beschützer in Kontakt sind? Unter anderem kann das eine Offenheit im Herzen sein, aufsteigendes Mitgefühl, ein Lösen von Körperspannung oder das Gefühl, mehr Raum zu haben. Notieren Sie diese Veränderungen.

____

____

____

BEISPIEL Eine Beziehung zu einem Beschützer aufbauen

Name des Beschützers: ***Wütender Teil.***

Was er empfindet: ***Ich will dafür, wer ich bin, nicht kritisiert werden. Ich traue den Leuten nicht zu, mich zu akzeptieren.***

Wie er aussieht: ***Starker Ritter in glänzender Rüstung, mit vielen Waffen und Werkzeugen, zum Beispiel Flüchen und Beschimpfungen.***

Wo er im oder am Körper wahrnehmbar ist: ***Er bedeckt den Brustbereich. Spannung in den Schultern.***

Was er sagt: ***Lasst mich in Ruhe, ihr Trottel. Übernehmt Verantwortung für euch selbst. Weg von mir!***

Zu welchem Verhalten er Sie bringt: ***Fluchen und Brüllen.***

Welche Situationen ihn aktivieren: ***Wenn jemand gemein zu mir ist oder mich kritisiert.***

Welche besorgten Teile auf ihn reagieren: ***Beschämt, verängstigt.***

Was seine positive Absicht ist: ***Er will, dass ich wirklich ich selbst bin und nur mit Leuten umgehe, die mich akzeptieren.***

Wovor er Sie beschützt: ***Er versucht, mich vor bösen Menschen zu beschützen, die gefährlich für mich sind.***

Wertschätzung für einen Teil

Wenn Sie einem Teil Wertschätzung entgegenbringen, konzentrieren Sie sich auf seine positiven Aspekte und nicht notwendigerweise auf sein Verhalten. Sie können die Motivation des Teils und seine positive Absicht für Sie verstehen. Sie können Mitgefühl für die Aufgabe haben, die er zu erfüllen versucht, und dafür, wie sehr er sich angestrengt hat, Sie vor der von ihm wahrgenommenen Gefahr zu beschützen. Manchmal ist es allerdings schwer, einen Teil zu schätzen, der uns das Leben schwer gemacht hat. Innere Kritiker zum Beispiel sagen oft schreckliche Dinge zu uns, um uns vor möglichem Scheitern, vor Gefahren oder vor der negativen Beurteilung durch andere zu schützen. Wenn Sie im Selbst sind, können Sie dem Teil mitteilen: »Ich verstehe dich. Ich sehe, was du für mich zu tun versucht hast. Ich begreife die Gründe für dein Verhalten. Ich sehe, wie sehr du dich für mich angestrengt hast und wie oft du dich ganz alleine um mich kümmern musstest.«

Was begreifen oder schätzen Sie an Ihrem Beschützer?

Lassen Sie den Teil wissen, was Sie sehen oder begreifen. Sie können ihm in Worten sagen, was Sie an ihm schätzen und dass Sie verstehen, was er für Sie zu tun versucht hat. Vielleicht wollen Sie ihm auch mitteilen, dass Sie begreifen, wie sehr er sich angestrengt hat, wie einsam er war und wogegen er ankämpfen musste. Sie können aber auch einfach Ihr Herz öffnen, um Dankbarkeit für die Bemühungen des Beschützers und für seine Situation herausströmen zu lassen.

Wie reagiert der Beschützer auf Ihr Verständnis und Ihre Wertschätzung?

Einem Beschützer in Echtzeit helfen, sich zu entspannen

Sobald Sie einen Teil kennengelernt und eine vertrauensvolle Beziehung zu ihm aufgebaut haben, können Sie sich wahrscheinlich immer mit ihm beschäftigen, wenn er in Echtzeit in Ihrem Alltag aktiviert wird. Mit der folgenden Methode können Sie ihm helfen, beiseitezutreten und Ihnen zu erlauben, vom Selbst aus zu führen.

Wenn Sie tagsüber irgendwann bemerken, dass ein Teil aktiviert ist, nehmen Sie kurz Kontakt zu ihm auf und stellen fest, ob Sie mit ihm verschmolzen sind. Oft wird das der Fall sein. Der Teil ist mit Ihnen verschmolzen, weil in Ihrem Leben eine Situation aufgetaucht ist, die dem Teil Angst macht und ihn meinen lässt, er müsste die Führung übernehmen. Sobald Sie den Teil spüren, nehmen Sie sich einen Moment Zeit dafür, ins Selbst zu kommen. Begrüßen Sie den Teil von dort aus und bitten Sie ihn, sich zu entspannen, damit Sie vom Selbst aus führen können. Vielleicht wollen Sie ihm versprechen, dass Sie später mit ihm etwas Zeit verbringen werden, um sich mit seinen Befürchtungen zu beschäftigen.

ÜBUNG Einem Beschützer in Echtzeit helfen, sich zu entspannen

Denken Sie an eine Situation, in der ein Beschützer aktiviert wird, der Sie dazu bringt, sich problematisch zu verhalten.

____

Durchlaufen Sie die Schritte B1 bis B5 im Rahmen einer IFS-Sitzung, bei der Sie alleine oder mit einem Partner den für diese Schwierigkeiten verantwortlichen Beschützer kennenlernen. Die folgenden Fragen können Ihnen helfen, das zu tun und eine vertrauensvolle Beziehung zu diesem Teil aufzubauen.

Name des Beschützers: ______________________________

Situation(en), durch die er aktiviert wird: ______________________________

Wie er sich verhält: ______________________________

Wie würden Sie sich gern in solchen Situationen verhalten, wenn Sie fähig wären, vom Selbst aus zu handeln: ______________________________

Haben Sie die notwendigen lebenspraktischen Fähigkeiten, um das gewünschte positive Verhalten zu verwirklichen? ______________________________

Wenn nicht, welche Art Unterstützung bräuchten Sie, um sich so verhalten zu können, wie Sie es wollen? ______________________________

Sobald Sie sich von dem Beschützer und Ihren besorgten Teilen gelöst haben und vom Selbst aus mit dem Beschützer in Kontakt sind, fragen Sie ihn, ob er Ihnen das nächste Mal, wenn Sie in einer ähnlichen Situation sind, die Führung überlassen wird.

Was ist seine Reaktion: ______________________________

Notieren Sie unten die Befürchtungen des Beschützers und überlegen Sie **vom Selbst aus**, wie Sie damit umgehen können.

Befürchtung: ______________________________

Ihre Reaktion darauf: ______________________________

Potenzielle Unterstützung für Sie: ______________________________

Befürchtung: ______________________________

Ihre Reaktion darauf: ______________________________

Potenzielle Unterstützung für Sie: ______________________________

Befürchtung: ______________________________

Ihre Reaktion darauf: ______________________________

Potenzielle Unterstützung für Sie: ______________________________

Überlegen Sie, wann die betreffende Situation in den kommenden Wochen wahrscheinlich eintreten wird. ______________________________

Nehmen Sie sich vor, wahrzunehmen, ob der Beschützer in diesen Momenten die Führung übernimmt. Falls er das tut, beschäftigen Sie sich wie beschrieben mit ihm und helfen ihm, sich zu entspannen und Ihnen die Führung zu überlassen. Wenn das klappt, machen Sie sich anschließend so bald wie möglich Notizen darüber, was passiert ist:

Wie haben Sie sich verhalten, als Sie vom Selbst aus geführt haben? ______

____

Was waren die Ergebnisse? ______________________________

____

Achten Sie in den kommenden Wochen weiter auf solche Situationen und machen Sie diese Übung jedes Mal, wenn der Beschützer aktiviert ist. Lassen Sie jeden Abend vor dem Schlafengehen den Tag Revue passieren, um sich daran zu erinnern, ob eine solche Situation entstanden ist, und machen Sie sich Notizen (oder ergänzen Sie bereits vorhandene) darüber, was bei dieser Übung passiert ist. Wenn der Beschützer Ihnen erlaubt hat, die Führung zu übernehmen, und wenn das gut geklappt hat, fragen Sie ihn, ob er Ihnen jetzt mehr Vertrauen entgegenbringt als früher. Wenn Sie die Situation im betreffenden Moment nicht erkannt oder die Übung nicht gemacht haben, erforschen Sie bitte, was Ihnen in den Weg gekommen ist. Falls es sich um eine Situation handelt, die nicht besonders oft auftritt, ist es allerdings nicht sinnvoll, jeden Abend Rückschau darauf zu halten. Vielleicht entscheiden Sie, das nur einmal pro Woche zu tun. Wählen Sie einfach den passenden Zeitraum.

Tag	Situation	Beschützer	Verhalten vom Selbst aus	Reaktion des Beschützers

BEISPIEL Einem Beschützer in Echtzeit helfen, sich zu entspannen

Name des Beschützers: *Der Ablenker.*

Situation(en), durch die er aktiviert wird: *Verlustangst.*

Wie er sich verhält: *Er versucht, mich mit Aktivitäten oder Fantasien abzulenken.*

Wie würden Sie sich gern in solchen Situationen verhalten, wenn Sie fähig wären, vom Selbst aus zu handeln: *Meine Gefühle langsam nach und nach wahrnehmen.*

Haben Sie die notwendigen lebenspraktischen Fähigkeiten, um das gewünschte positive Verhalten zu verwirklichen? *Ja, ich habe Mitgefühl für mich selbst und Vertrauen zu mir.*

Wenn nicht, welche Art Unterstützung bräuchten Sie, um sich so verhalten zu können, wie Sie es wollen? *Hilfe von Freunden und Familienmitgliedern – von Leuten, die mich verstehen.*

Sobald Sie sich von dem Beschützer und Ihren besorgten Teilen gelöst haben und vom Selbst aus mit dem Beschützer in Kontakt sind, fragen Sie ihn, ob er Ihnen das nächste Mal, wenn Sie in einer ähnlichen Situation sind, die Führung überlassen wird.

Was ist seine Reaktion: *Nein.*

Notieren Sie die Befürchtungen des Beschützers und überlegen Sie vom Selbst aus, wie Sie damit umgehen können.

Befürchtung: *Du wirst nicht in der Lage sein, mit deinen Gefühlen umzugehen.*

Ihre Reaktion darauf: *Wir können sie doch langsam nach und nach wahrnehmen.*

Potenzielle Unterstützung für Sie: *Therapeuten, Freunde, Familienmitglieder.*

Befürchtung: *Wir haben keine Fähigkeiten und Ressourcen.*

Ihre Reaktion darauf: *Doch, die haben wir. Wir haben Geduld, Intuition, gute Ideen und die Fähigkeit, zu untersuchen und zu erforschen.*

Potenzielle Unterstützung für Sie: *Viele kluge Freunde.*

Befürchtung: *Wir haben niemanden.*

Ihre Reaktion darauf: *Doch, wir haben Freunde und die Fähigkeit, neue Leute kennenzulernen.*

Potenzielle Unterstützung für Sie: *Die Menschen, die ich liebe und denen ich vertraue.*

Überlegen Sie, wann die betreffende Situation in den kommenden Wochen wahrscheinlich eintreten wird. *Eine enge Freundin geht auf eine lange Auslandsreise.*

Wie haben Sie sich verhalten, als Sie vom Selbst aus geführt haben? *Ich habe innegehalten und meine Gefühle wahrgenommen. Habe zugelassen, dass ich sie erkenne und empfinde. Habe mich dazu gebracht, mich an Freunde zu wenden, um Hilfe, Liebe und Unterstützung zu bekommen. Bin auf Lösungen gestoßen. Stelle mir eine positive Veränderung vor.*

Was waren die Ergebnisse? *Mehr im gegenwärtigen Moment zu leben. Mich mehr auf das Leben einzulassen.*

Kapitel 9

Wenn ein Beschützer Ihnen nicht vertraut

Jeder Beschützer hat seine eigene, spezifische Geschichte, die aus Erfahrungen mit der inneren und der äußeren Welt besteht. Diese Erfahrungen haben eine Reihe von Überzeugungen und Erwartungen hervorgerufen. Im Allgemeinen haben Beschützer noch keinen direkten Kontakt mit dem Selbst gehabt, wie wir es hier zu tun versuchen. Oft haben sie gute Gründe, vorsichtig und behutsam zu sein. Sie versuchen, neue Verletzungen oder eine Wiederholung früherer Enttäuschungen zu verhindern. Es ist wichtig, diesen Sorgen Respekt entgegenzubringen und offen mit Beschützern umzugehen, um ihr Vertrauen zu gewinnen.

Dass ein Beschützer Ihnen nicht vertraut, merken Sie daran, dass er auf Ihre Fragen oder andere Versuche, ihn kennenzulernen, nicht reagiert. Bemerkbar macht sich das, indem er Ihnen unkooperativ vorkommt oder wenn Sie das Gefühl haben, dass er sich von Ihnen abwendet oder Ihnen nicht zuhört. Dabei kann zusätzlich ein besorgter Teil ausgelöst werden, der anfängt, den ganzen Prozess anzuzweifeln oder Sie zu kritisieren.

- Wenn ein Beschützer Ihre Fragen nicht beantwortet oder anderweitig nicht kooperiert:
  - Fragen Sie den Teil, ob er Sie wahrnimmt. Kann er spüren, dass Sie da sind und versuchen, Kontakt zu ihm aufzunehmen und ihn kennenzulernen?
  - Stellen Sie dem Teil direkt die Frage, ob er Ihnen vertraut. Hat er das Gefühl, dass Ihre Bemühungen aufrichtig und wohlmeinend sind?

- Wenn der Teil Sie wissen lässt, dass er Ihnen nicht vertraut:
  - Überprüfen Sie, ob Sie wirklich im Selbst sind oder ob ein subtiler besorgter Teil in den Weg gekommen ist. Eventuell spürt der Ziel-Teil einen oder mehrere besorgte Teile und vertraut Ihnen deshalb nicht. Wenn das der Fall ist, lösen Sie sich von den besorgten Teilen und versuchen dann, wieder Kontakt zum Ziel-Teil aufzunehmen.
  - Wenn Sie im Selbst sind, fragen Sie den Teil, weshalb er Ihnen nicht vertraut. Es ist anzunehmen, dass irgendetwas in Ihrer Vergangenheit dem Teil Sorgen macht, Sie könnten ihn nicht wahrnehmen oder wären nicht in der Lage, sich um ihn zu kümmern. Wenn das der Fall ist, sollten Sie den Teil beruhigen, indem Sie ihm erklären, wer Sie heute sind. Nützlich ist es eventuell, ihm mitzuteilen, dass Sie früher, als Sie jünger waren, nicht viel Zugang zum Selbst hatten. Seither hätten Sie jedoch gelernt, gut ins Selbst zu kommen, weshalb Sie ihm jetzt Unterstützung bieten könnten.

Manchmal braucht ein Teil einfach mehr Zeit. Vielleicht haben Sie einen ungeduldigen Teil, der versucht, den Prozess anzutreiben. Es könnte auch sein, dass ein gefallsüchtiger Teil es jemand anderem recht machen will, indem er Druck ausübt, oder dass ein Teil ein äußeres Ziel hat, das mit der Lösung dieses Problems verbunden ist. Unsere Teile reagieren sehr empfindlich auf solchen feinen Druck. Womöglich sind sie in Situationen entstanden, in denen Vertrauen ein bedeutsamer Faktor war. Während Sie also behutsam jene verborgenen Teile zum Vorschein bringen, die das Misstrauen verursachen, müssen Sie diese unbedingt mit Mitgefühl betrachten. Auch sie sind Beschützer und verfolgen ihre eigenen Ziele für Ihr System. Bitten Sie sie darum, mit ihnen zusammenzuarbeiten bei dem umfassenden Bemühen, das System zu heilen und ein Gefühl der Ganzheit zu schaffen.

- Wenn der Teil weiterhin zögert, Ihnen zu vertrauen:
  - Fragen Sie ihn, was in der Vergangenheit geschehen ist und ihn dazu gebracht hat, anderen nicht zu vertrauen. Hören Sie ihm wieder vom Selbst aus zu. Wenn Sie auf mitfühlende Weise mit dem Teil umgehen, ermöglicht ihm das oft, Ihre Aufrichtigkeit wahrzunehmen. Während Sie Ihr Bestes tun, seine Ängste zu lindern, können Sie ihn daran erinnern, dass Sie heute im Selbst bei ihm sind, weshalb es nicht mehr so wie in der Vergangenheit ist.
  - Falls ein besorgter Teil sich hartnäckig in den Prozess einmischt, kann es sinnvoll sein, ihn zum neuen Ziel-Teil zu machen.

Notieren Sie hier alles, was die Fähigkeit des betroffenen Teils beeinträchtigen könnte, Ihnen jetzt zu vertrauen.

____

____

____

____

(Typische Ängste von Teilen finden Sie in Kapitel 5.)

Wenn Sie es mit einem misstrauischen Teil zu tun haben, notieren Sie unten bitte alle Ängste und Befürchtungen, die er hat, und die Reaktionen, die Ihnen in solchen Momenten angebracht vorkommen.

Befürchtung: ______________________________

Ihre Reaktion: ______________________________

____

Reaktion des Teils: ______________________________

____

Befürchtung: ______________________________

Ihre Reaktion: ______________________________

____

Reaktion des Teils: ______________________________

____

Befürchtung: ______________________________

Ihre Reaktion: ______________________________

____

Reaktion des Teils: ______________________________

____

KAPITEL 10

Grundlagen einer Sitzung

Eine neue IFS-Sitzung beginnen

Wenn Sie eine neue Sitzung beginnen, ist es immer gut, sich erst einmal um den Teil zu kümmern, mit dem Sie sich bei der letzten Sitzung beschäftigt haben. Nehmen Sie also Kontakt mit diesem Ziel-Teil auf. Vielleicht müssen Sie dazu einige der Fragen wiederholen, mit denen Sie ihn kennengelernt haben, um ihn sich vollständig ins Bewusstsein zu rufen und eine Verbindung zu ihm zu schaffen. Wenn der Prozess der vorangegangenen Sitzung noch nicht abgeschlossen ist, ist es normalerweise am besten, in der neuen Sitzung noch einmal mit dem damaligen Teil zu arbeiten, bis Sie ihn entlastet haben (falls in der Zwischenzeit nicht etwas Dringendes aufgetaucht ist). Setzen Sie die letzte Sitzung daher ab dem Schritt fort, mit dem Sie sie beendet haben. Sollten irgendwelche neuen Beschützer in den Weg kommen, beschäftigen Sie sich zuerst mit diesen.

Ausgelöste Teile

Während jeder Erforschung eines bestimmten Teils kann ein weiterer Teil ausgelöst werden. Selbst wenn Sie sich – wie beschrieben – im Selbst zentriert haben, taucht eventuell ein Teil auf und übernimmt den Sitz des Bewusstseins, ohne dass Sie das wahrnehmen.

Dass ein Teil die Führung übernommen hat, merkt man unter anderem an folgenden Anzeichen:

- Sie sprechen **als** der Teil, statt wahrzunehmen, was der Teil zu Ihnen sagt.
- Sie verlieren sich in der Geschichte dessen, was passiert ist, und das löst einen Teil aus.
- Sie fangen an, die Welt aus der Perspektive des Teils zu sehen, oder verfangen sich in seinen Überzeugungen.
- Sie werden immer mehr mit den Gefühlen des Teils aufgeladen.

Entscheidend ist hier, sich dieser Vorgänge bewusst zu sein. Um den Weg zurück zu einer zentrierten, geerdeten Position zu finden, müssen Sie bemerken, dass Sie mit einem Teil verschmolzen sind. Sobald Sie wahrnehmen, dass Sie Ihre mitfühlende und neugierige Perspektive verloren haben, können Sie wirksam daran arbeiten, sich zu lösen und ins Selbst zurückzukehren.

Wenn Sie mit einem Partner arbeiten, können Sie ihm die Erlaubnis erteilen, Sie darauf hinzuweisen, sobald Sie mit einem Teil verschmolzen sind. Und wenn Sie sich in Echtzeit – das heißt mitten im Alltag – mit einem Teil beschäftigen, können Sie an der unterschiedlichen Körperwahrnehmung erkennen, ob Sie verschmolzen sind oder vom Selbst aus sprechen und handeln.

»Für« einen Teil sprechen und »als« ein Teil sprechen

Die Fertigkeiten und Erkenntnisse, die wir uns durch den IFS-Prozess aneignen, sind im Umgang mit anderen Menschen ausgesprochen wertvoll. Egal, ob wir mit Kollegen, Freunden oder Partner/Partnerin sprechen, können wir durch die Wahrnehmung unserer Teile Gefühle und Absichten klären, Spannungen lindern und eine Atmosphäre von offener Kommunikation und Respekt schaffen.

Im Allgemeinen ist es ratsam, **für** einen Teil (vom Selbst aus) zu sprechen statt **als** dieser Teil. Wenn der Teil zum Beispiel wütend ist, sagt man nicht »Ich bin wütend«, sondern »Da ist ein Teil von mir, der wütend ist«.

Immer wenn Sie für einen Teil sprechen, übernehmen Sie eher Verantwortung für dessen Gefühle und Probleme, statt anderen daran die Schuld zu geben. Sie neigen weniger dazu, etwas zu sagen, was die Verbannten Ihres Gesprächspartners verletzen und daher deren zornige Beschützer aktivieren könnte. Für einen Teil zu sprechen, ist besonders dann nützlich, wenn Sie mit jemandem über ein heikles emotionales Thema reden oder wenn Sie versuchen, einen Konflikt mit jemandem zu lösen. Hilfreich ist das nicht zuletzt in Paarbeziehungen (siehe Kapitel 21). Ratsam ist es auch, wenn man in einer Gruppe Konflikte klärt. Es ist eine simple Regel, die uns dabei hilft, in einen echten Dialog einzutreten.

ÜBUNG Für Teile sprechen

Denken Sie an eine Situation, in der bestimmte Teile von Ihnen aktiviert sind, zum Beispiel bei einem Gespräch mit jemand anderem. Nehmen Sie wahr, welche Teile präsent sind und erkunden Sie, welcher Unterschied besteht, wenn Sie **als** ein Teil oder **für** diesen Teil sprechen.

Situation	Teil	Gefühle des Teils: **Als** der Teil sprechen	Vom Selbst aus: **Für** den Teil sprechen

Welche Unterschiede bemerken Sie in Ihrem Körper und an Ihren Gefühlen, wenn Sie **als** der Teil sprechen und wenn Sie **für** ihn sprechen?

___

___

___

BEISPIEL Für Teile sprechen

Situation	Teil	Gefühle des Teils: **Als** der Teil sprechen	Vom Selbst aus: **Für** den Teil sprechen
Eine Freundin kommt nicht zu einer Verabredung	Besorgt	Sag mal, was war eigentlich los mit dir? Ich hatte Angst, dass du einen Autounfall hattest.	Als du nicht gekommen bist, hat ein Teil von mir sich Sorgen gemacht, dass dir was zugestoßen ist.
	Enttäuscht	Wo warst du bloß? Ich hab mich total darauf gefreut, mit dir zusammenzusein. Ich dachte, du kommst. Bedeute ich dir denn gar nichts?	Als du nicht gekommen bist, war ich enttäuscht, und ein Teil von mir hat gemeint, dass ich dir nichts wert bin.
	Wütend	Du bist so egoistisch. War dir nicht klar, dass ich auf dich warte? Du denkst bloß an dich selbst. Reiß dich zusammen! Du kümmerst dich nicht mal um deine Freunde.	Ein Teil von mir war total wütend auf dich, als du nicht gekommen bist.
	Abwertend	Du bist so eine Versagerin! Selbst wenn du dich verabredest, tauchst du nicht auf.	Ich weiß, dass ein Teil von mir andere Leute schnell verurteilt, und als du nicht gekommen bist, konnte ich den nur schwer unter Kontrolle halten.

Teile entdecken

Während Sie gerade einen Beschützer kennenlernen, kann ein anderer Teil aktiviert werden, mit dem Sie sich dann beschäftigen müssen. Für dieses Szenario gibt es mehrere Möglichkeiten:

1. Ein besorgter Teil ist so mit Ihnen verschmolzen, dass er den Prozess stört. Einige Beispiele (siehe auch Kapitel 6):

- Sie stellen sich den Ziel-Teil eher vor oder beschreiben ihn, statt ihm Fragen zu stellen und auf seine Antworten zu lauschen (ein Denker oder Verwalter wurde aktiviert).
- Sie sind wütend auf den Ziel-Teil (ein wütender Teil wurde aktiviert).
- Sie haben das Gefühl, dass Sie die Sitzung am liebsten abbrechen würden (ein Vermeider).
- Sie nehmen eine immer intellektuellere Haltung ein (ein Intellektualisierer oder ein leistungsorientierter Teil).
- Sie driften ab (ein Vernebler oder Ablenker).
- Sie werden emotional blockiert (ein Vermeider oder ein anderer Beschützer).
- Sie fangen an, über andere Dinge nachzudenken (ein Zerstreuer).

Entscheidend ist es hier, den betreffenden Teil zu entdecken. Das bedeutet, sich bewusst zu werden, dass etwas den IFS-Prozess stört, und dann zu erkennen, dass ein besorgter Teil aktiviert wurde und mit Ihnen verschmolzen ist.

Sobald Sie wahrnehmen, dass ein Teil ausgelöst wurde, konzentrieren Sie sich auf ihn, um herauszubekommen, was der Teil tut und weshalb. Besonderes Interesse sollten Sie daran haben, was er befürchtet, wenn er sich nicht einmischen würde. Eine gute Frage dazu ist: »Was befürchtest du, was passieren würde, wenn du deine Aufgabe jetzt nicht erfüllen würdest?«

Sobald Sie den Teil kennengelernt und bei ihm ein gewisses Maß an Vertrauen aufgebaut haben, können Sie ihn bitten, sich zu entspannen, beiseitezutreten und Ihnen zu erlauben, mit der Sitzung weiterzumachen. Eventuell müssen Sie Ihren Fokus allerdings verlagern und den besorgten Teil zum Ziel-Teil machen, um sich näher mit ihm zu beschäftigen.

2. Ein Verbannter ist aktiviert. Normalerweise ist das der Verbannte, der von dem Ziel-Teil beschützt wird. Hier geht es darum zu erkennen, dass dies ein anderer Teil als der Ziel-Teil ist, was nicht offensichtlich sein muss. Nehmen wir an, Sie lernen gerade einen Teil kennen, der Sie dazu bringt, bestimmte Dinge in Ihrem Leben zu meiden, und Sie spüren die Scham, die er nicht empfinden will. Dann ist das wahrscheinlich der Verbannte, den der Beschützer zu meiden versucht. Meist ist es eine gute Idee, den Verbannten zu begrüßen und ihn dann zu bitten, noch zu warten. Sie können ihm erklären, dass Sie später zu ihm kommen und ihn heilen werden, aber zuerst den Beschützer kennenlernen und seine Erlaubnis erhalten müssten (siehe Kapitel 11).

3. Ein polarisierter Teil (ein anderer Beschützer) ist aktiviert, der mit dem Ziel-Teil im Gegensatz steht. Das ist der Fall, wenn Sie sich zum Beispiel mit einem Teil beschäftigen, der Sie dazu bringt, bestimmte Dinge in Ihrem Leben zu vermeiden, und plötzlich meldet sich ein Teil, der unbedingt will, dass diese Dinge erledigt werden. In Kapitel 22 können Sie nachlesen, wie man mit einer solchen Situation umgeht.

4. Ein anderer Beschützer ist aktiviert, der denselben Verbannten beschützt wie der Ziel-Teil. Zum Beispiel könnte das ein Teil sein, der der inneren Arbeit skeptisch gegenübersteht und versucht, Sie vor demselben beschämten Verbannten zu beschützen. Bitten Sie diesen zweiten Beschützer dann beiseitezutreten, bis Sie die Arbeit mit dem Ziel-Teil abgeschlossen haben. Eventuell müssen Sie ihm dabei versichern, dass Sie keinen Kontakt zu dem Verbannten (der Beschämung) aufnehmen werden, bevor Sie seine Erlaubnis haben. Wenn Sie den aktuellen Ziel-Teil (den ersten Beschützer) dann ausreichend kennengelernt haben, beschäftigen Sie sich auf dieselbe Weise mit diesem zweiten Beschützer. Bitten Sie beide um Erlaubnis, bevor Sie Kontakt zu dem Verbannten aufnehmen.

ÜBUNG Einen Teil entdecken, der die Führung übernommen hat

Denken Sie an eine Situation, in der Sie sich mit einem bestimmten Teil beschäftigt haben und sich bewusst wurden, dass ein anderer Teil die Führung übernommen hatte.

Teil, mit dem Sie sich beschäftigt haben: ______________________________

Teil, der übernommen hat: ______________________________

Welche Art Teil war das?

_______ Besorgter Teil

_______ Verbannter

_______ Polarisierter Teil

_______ Beschützer

Motivation des Teils: ______________________________

Befürchtungen des Teils: ______________________________

Wie Sie mit dem Teil umgegangen sind: ______________________________

SCHRITTE IM IFS-PROZESS

Mit Verbannten arbeiten

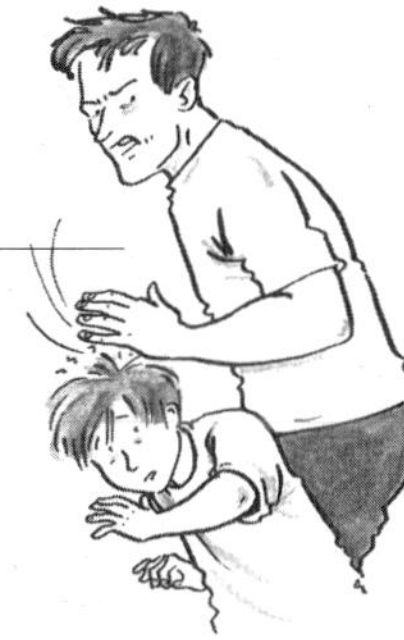

2. Erlaubnis erhalten, sich mit einem Verbannten zu beschäftigen — Seite 97
3. Einen Verbannten kennenlernen — Seite 111
   - V1: Zugang zu einem Verbannten finden
   - V2: Sich von einem Verbannten lösen
   - V3: Sich von besorgten Teilen lösen
   - V4: Einen Verbannten erforschen
   - V5: Eine vertrauensvolle Beziehung zum Verbannten herstellen
4. Zugang zu Ursprüngen in der Kindheit suchen und sie bezeugen — Seite 121
5. Einem Verbannten elterliche Fürsorge zukommen lassen — Seite 129
6. Einen Verbannten aus der ursprünglichen Situation herausholen — Seite 139
7. Einen Verbannten entlasten — Seite 147
8. Einen Beschützer integrieren und entlasten — Seite 157

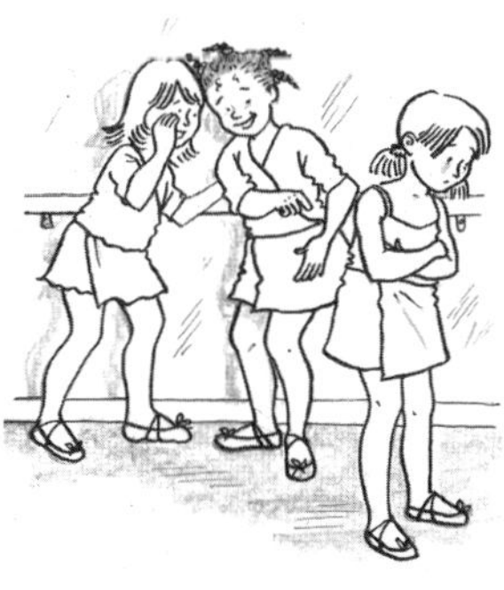

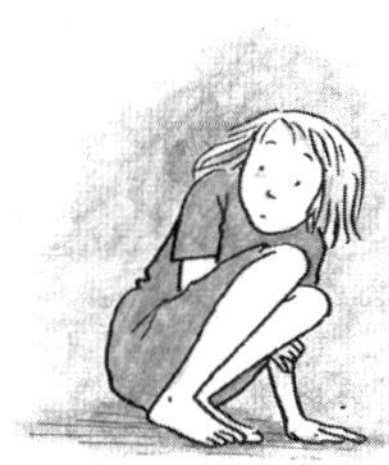

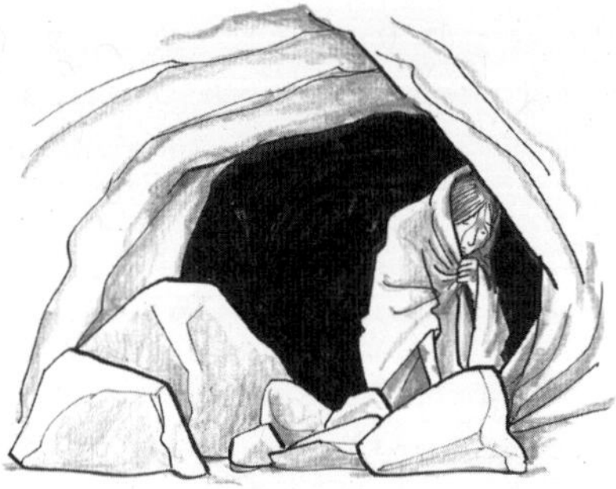

1 Die Verbannte ist verborgen

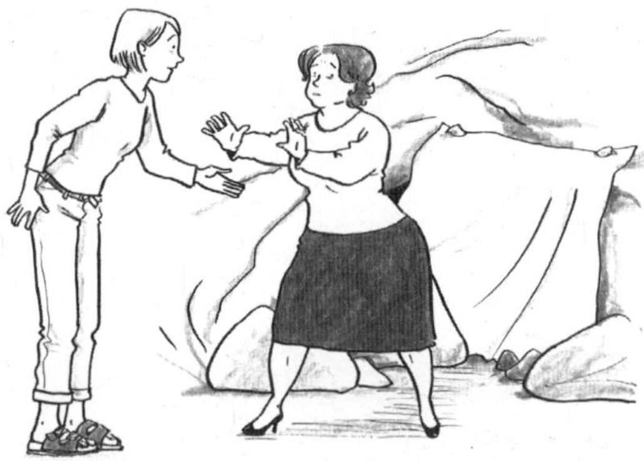

2 Eine Beschützerin blockiert den Zugang zur Verbannten

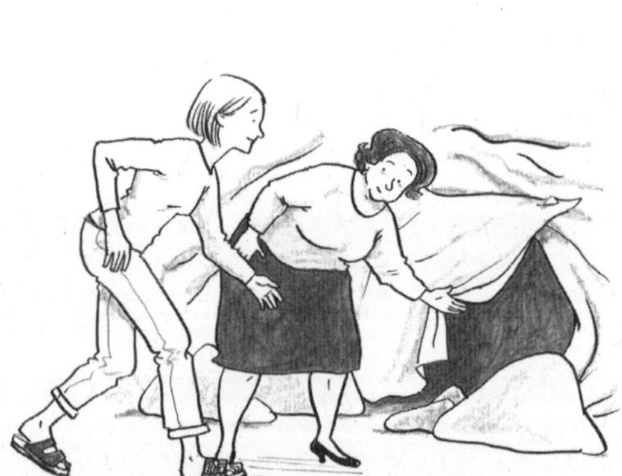

3 Die Beschützerin erlaubt es dem Selbst, die Verbannte kennenzulernen

SCHRITT 2

KAPITEL 11

Erlaubnis erhalten, sich mit einem Verbannten zu beschäftigen

Verbannte sind Teile, die Schmerz in sich tragen. Im Allgemeinen – aber nicht immer – handelt es sich um junge Teile. Weil es für sie in der Kindheit oder in traumatischen Zeiten nicht akzeptabel war, das erlittene Leid zu spüren oder zu erleben, sind sie aus dem gewöhnlichen Bewusstsein verbannt worden. Damit wir im Alltag funktionieren, haben sich Beschützer entwickelt, die verhindern, dass wir unsere Verbannten wahrnehmen.

Prinzipien

Immer wenn ein Beschützer vorhanden ist, gibt es einen oder mehrere Verbannte, dem/denen dieser Schutz gilt. Zu den Grundprinzipien von IFS gehört es, dass man sich erst dann mit einem Verbannten beschäftigt, wenn man dazu die Erlaubnis von allen Beschützern hat, die Befürchtungen haben. Das ist wichtig, damit die Beschützer den Zugang zum Verbannten unterstützen. Sonst behalten sie ihre Rolle bei und geben sich alle Mühe, diesen Zugang zu blockieren.

Am besten ist es, eine wirklich vertrauensvolle Beziehung zu einem Beschützer aufzubauen, bevor man ihn um Erlaubnis bittet, den Verbannten kennenzulernen. Diese Bitte ist ein heftiger Eingriff in ein Schutzsystem, das wahrscheinlich schon seit langer Zeit in Funktion ist. Deshalb darf man das nicht auf die leichte Schulter nehmen.

Gehen Sie bitte noch einmal die Schritte B1 bis B5 (Kapitel 4 bis 8) durch, bevor Sie den Beschützer um Erlaubnis bitten, sich mit einem Verbannten zu beschäftigen.

Wenn Sie die Erlaubnis haben, Kontakt zu dem Verbannten aufzunehmen

Wenn der Beschützer Ihnen die Erlaubnis erteilt hat, Kontakt zu dem Verbannten aufzunehmen, werden Sie oft einige subtile oder nicht so subtile Veränderungen im Bewusstsein wahrnehmen. Möglich ist unter anderem:

- Sie nehmen den Verbannten wahr, indem Sie ihn spüren oder seine Stimme hören. In manchen Fällen meinen Sie vielleicht, das wäre immer noch der Beschützer, obwohl es der zum Vorschein kommende Verbannte ist.
- Sie werden sich bewusst, welcher Verbannte beschützt wird, vor allem wenn der Beschützer Ihnen sagt, was er befürchtet, wenn er seine Rolle nicht spielen würde. Zum Beispiel könnte er sagen: »Ich habe Angst, dass du von Traurigkeit überwältigt wirst.«
- Sie sehen ein Bild des Verbannten hinter oder unter dem Beschützer oder in einem abgelegenen Winkel Ihres Denkens.
- Sie haben unbestimmte oder intensive Empfindungen wie etwa einen bestimmten Geruch, einen Geschmack, eine Spannung im Körper oder das Bild einer Szene.
- Sie haben eine Erinnerung an etwas, was in Ihrer Kindheit von Bedeutung war, zum Beispiel an einen Zeitraum, einen Ort oder ein Ereignis.

Außerdem können Sie den Beschützer auch bitten, Ihnen den Teil zu zeigen, den er beschützt.

ÜBUNG Ersten Kontakt zu einem Verbannten aufnehmen

Bei den Übungen in diesem und den folgenden Kapiteln können Sie entweder mit einem Beschützer arbeiten, mit dem Sie sich bisher beschäftigt haben, oder neu anfangen, indem Sie Zugang zu einem Beschützer suchen, für den Sie sich jetzt interessieren. Denken Sie bei einem neuen Beschützer daran, alle Schritte B1 bis B5 zu durchlaufen: Zugang zum Beschützer finden, sich von ihm lösen, sich von besorgten Teilen lösen und eine Beziehung zu dem Beschützer aufbauen, damit er Ihnen erlaubt, sich mit dem Verbannten zu beschäftigen.

Wenn Sie die Arbeit mit dem Beschützer aus den vorangegangenen Übungen fortsetzen, nehmen Sie sich bitte einige ruhige Momente Zeit, um nach innen zu gehen. Erden Sie sich, indem Sie sich auf den Atem konzentrieren, und spüren Sie, dass Sie von dem, worauf Sie sitzen oder liegen, getragen werden. Nehmen Sie dann wieder Verbindung mit dem Beschützer auf und sorgen Sie dafür, dass er sich daran erinnert, wer Sie sind, bevor Sie den ersten Kontakt mit dem Verbannten aufnehmen.

Beschützer: ______________________________

Seine positive Absicht: ______________________________

Was der Beschützer befürchtet, wenn er seine Rolle nicht spielen würde:

____

Beschützter Verbannter: ______________________________

Wodurch Sie wissen, dass der bisher beschützte Verbannte zugänglich ist:

____

Sie können den Beschützer direkt um Erlaubnis bitten, den Verbannten kennenzulernen. Sobald Sie die Erlaubnis erhalten haben, ist es sinnvoll zu überprüfen, ob irgendwelche weiteren Beschützer vorhanden sind, die etwas gegen Ihren Kontakt zu dem Verbannten haben.

Weitere Beschützer, die im Umfeld dieses Verbannten auftauchen:

____

Wenn der Beschützer Ihnen keine Erlaubnis gibt, fragen Sie ihn, was für Befürchtungen er hat und was seiner Meinung nach passieren würde, wenn Sie Kontakt zu dem Verbannten aufnehmen.

Ängste oder Befürchtungen, die dieser Beschützer hat, was Ihren Kontakt mit dem Verbannten angeht: __________________________________

BEISPIEL Ersten Kontakt zu dem Verbannten aufnehmen

Beschützer: *Wütender Beschützer.*

Seine positive Absicht: *Will von anderen akzeptiert werden.*

Was der Beschützer befürchtet, wenn er seine Rolle nicht spielen würde: *Die Verbannte würde es mit Leuten zu tun bekommen, die gemein zu ihr wären und sie kritisieren würden.*

Verbannte: *Das brave Mädchen.*

Wodurch Sie wissen, dass die bisher beschützte Verbannte zugänglich ist: *Ich sehe das Bild eines traurigen kleinen Mädchens, etwa 7 Jahre alt.*

Weitere Beschützer: *Ein innerer Kritiker, der wie eine strenge Lehrerin in meiner neuen Schule damals aussieht.*

Häufige Befürchtungen von Beschützern und wie man damit umgehen kann

Denken Sie immer daran, dass es wichtig ist, im Selbst zu bleiben, wenn man auf die Ängste und Befürchtungen eines Beschützers eingeht. Es ist hilfreich, solche Befürchtungen zu wiederholen und anzuerkennen, bevor man darauf reagiert.

Befürchtung: Der Verbannte leidet unter einem zu großen Schmerz. Oder: Er ist ein Abgrund von Chaos und Überforderung.
Ihre Reaktion: Erklären Sie, dass Sie im Selbst bleiben werden, während Sie den Verbannten kennenlernen. Versichern Sie, dass Sie ganz langsam, Schritt für Schritt, vorgehen und sich nicht einfach in seinen Schmerz stürzen werden.

Befürchtung: Es hat keinerlei Sinn, sich mit diesem Schmerz zu beschäftigen. Der Verbannte kann sich nicht verändern. Was vergangen ist, das ist vergangen.
Ihre Reaktion: Erklären Sie, dass es möglich ist, den Verbannten zu heilen. In IFS weiß man, wie man so etwas tut.

Befürchtung: Der Beschützer wird keine Funktion mehr haben und daher verschwinden oder an Einfluss verlieren.
Ihre Reaktion: Erklären Sie, dass der Beschützer eine neue Rolle in Ihrer Psyche wählen kann.

Befürchtung: Der Beschützer vertraut Ihnen nicht.
Ihre Reaktion: Fragen Sie, wieso das so ist, und klären Sie dieses Problem mit dem Beschützer.

Es kommt häufig vor, dass ein Beschützer zum Vorschein kommt, während man sich mit einem Verbannten beschäftigt. Wenden Sie Ihre Fähigkeit zum Entdecken von Teilen an, um zu erkennen, wenn das passiert. Achten Sie darauf, ob sich Ihr Gefühlszustand oder Ihre Körperenergie verändert. Wenn Sie bei der Partnerarbeit gerade die beobachtende Rolle haben, können Sie das Augenmerk darauf richten, was sich am Tonfall und an den Körperbewegungen Ihres Partners ändert.

Wenn der zum Vorschein kommende Beschützer der ist, mit dem Sie sich bereits beschäftigt haben, fragen Sie ihn, was für Befürchtungen er hat und weshalb er Ihnen immer noch keine Erlaubnis erteilen will. Tun Sie das, bis er sich wieder entspannt.

Handelt es sich um einen neuen Beschützer, verbringen Sie etwas Zeit damit, ihn kennenzulernen, bevor Sie ihn um die Erlaubnis bitten, sich mit dem Verbannten zu beschäftigen.

Wie sind Sie mit den Ängsten oder Befürchtungen des Beschützers umgegangen? Was hat er von Ihnen gebraucht?

SCHRITTE
V1 + V2

KAPITEL 12

Sich von einem Verbannten lösen

Verbannte

Verbannte haben zwei Motive – sie wollen gehört werden und sie wollen geheilt werden. Ihre einzige Hoffnung, geheilt zu werden, besteht darin, dass wir ihnen Aufmerksamkeit zuwenden. Sie versuchen, ihre Gefühle hauptsächlich dadurch zu kommunizieren, indem sie diese herauslassen und uns damit möglicherweise überfluten. Wenn ein Verbannter mit uns verschmolzen ist, machen uns die damit verbundenen Gefühle und Körpererfahrungen unter Umständen Angst und überfordern uns. Dabei ist zu bedenken, dass ein Verbannter uns womöglich nicht alle seine Informationen oder seine Geschichte auf einmal mitteilt.

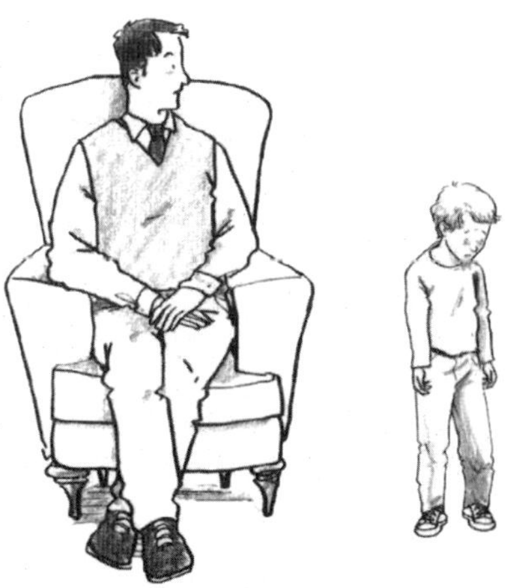

Beschützer

Beschützer haben drei Hauptmotive:

- Den Verbannten vor einer erneuten Verletzung zu schützen.
- Die Gefühle des Verbannten einzudämmen, damit wir funktionieren können.
- Den Verbannten davon abzuhalten, auf infantile Weise zu handeln, was ihn gefährden oder das ganze System verwundbar oder beschämbar machen könnte.

Jeder Beschützer wird von der Energie eines Verbannten angetrieben. Je stärker und wachsamer ein Beschützer ist, desto traumatisierter und verwundbarer ist wahrscheinlich der betreffende Verbannte.

Das Selbst

Das Selbst ist der Zustand unseres Bewusstseins, in dem wir alle unsere Teile mit Mitgefühl betrachten können und aufrichtig neugierig darauf sind, wer sie sind und was ihren Schmerz und ihr Leiden verursacht hat. Sobald Sie durch den vorangegangenen Schritt (Kapitel 11) die Erlaubnis erhalten haben, sich mit dem Verbannten zu beschäftigen und in Kontakt mit diesem sind, befinden Sie sich in einer einzigartigen Position, ihm von Nutzen zu sein. Entscheidend ist es dabei wie immer, im Selbst zu sein.

Vom Selbst aus können Sie die Geschichte des Verbannten bezeugen. Bildlich gesprochen: Der Verbannte ist wie ein See, in den wir nicht hineinspringen, sondern uns ruhig ans Ufer setzen, um ins Wasser zu schauen.

Wie man einem Verbannten helfen kann, sich zu lösen

Unter Umständen sind Verbannte ganz aufgeregt, dass sie endlich unsere Aufmerksamkeit genießen und Gelegenheit haben, gehört zu werden. Oft wollen sie dann mit uns verschmelzen, um uns alles mitzuteilen, was sie empfinden. Deshalb müssen wir ihnen behutsam helfen, darauf zu vertrauen, dass wir da und bereit sind, ihnen zuzuhören, dass wir das jedoch besser tun können, wenn wir von ihnen getrennt sind.

Wenn die Tür zur Vergangenheit oder zu einem Trauma geöffnet wurde, versuchen oft viele Verbannte gleichzeitig, sich durch diese Tür zu drängen, um gehört zu werden. Falls das geschieht, müssen Sie allen versichern, dass sie nacheinander drankommen werden. Entscheiden Sie, mit welchem Sie sich zuerst beschäftigen wollen, und bitten Sie die anderen zu warten. Normalerweise beruhigt sich die Situation, sobald man die Teile begrüßt und ihnen Aufmerksamkeit verspricht.

Gründe, weshalb Sie vom Verbannten getrennt sein müssen

- Um sich davor zu schützen, von zu viel Schmerz überflutet zu werden.
- Um zu verhindern, dass Beschützer aktiviert werden.
- Um präsent zu sein, damit Sie den Schmerz und die Geschichte des Verbannten bezeugen können.
- Um ein Mittel der Heilung für den Verbannten zu sein.
- Um Ihre innere Arbeit erfolgreich zu fördern.

Leitlinien zum Umgang mit Verbannten

Die Arbeit mit Verbannten ist oft leichter, wenn wir einen Partner haben, der unsere Erfahrung beobachten und uns dabei unterstützen kann, im Selbst zu bleiben (siehe Kapitel 20 über Partnerarbeit). Falls Sie alleine an sich arbeiten, sollten Sie für eine Umgebung sorgen, die Sie bestmöglich unterstützt. Sorgen Sie dafür, an einem sicheren, ruhigen Ort zu sein. Nehmen Sie sich etwas Zeit, sich zu zentrieren und zu erden, bevor Sie anfangen. Machen Sie sich regelmäßig Notizen wie in der folgenden Übung beschrieben, um den Überblick über Ihre Arbeit zu behalten.

Suchen Sie sich, wenn irgend möglich, Unterstützung von außen, um Ihre Erfahrungen zu verarbeiten, zum Beispiel durch jemanden aus Ihrem Freundeskreis, dem sie vertrauen, oder durch einen Therapeuten. Behalten Sie den Verbannten zwischen den Sitzungen im Blick, wenn Sie zwischen den letzten Stufen des Prozesses eine Pause einlegen.

ÜBUNG Sich von einem Verbannten lösen

Bei dieser Übung können Sie entweder mit dem Verbannten weitermachen, mit dem Sie sich bereits beschäftigt haben, oder mit etwas Neuem beginnen. Wenn Sie Letzteres tun, durchlaufen Sie bitte unbedingt die bisher genannten Schritte bis zur Kontaktaufnahme mit dem Verbannten.

Wenn Sie die Arbeit mit dem Verbannten aus der vorangegangenen Übung fortsetzen, nehmen Sie sich ein paar ruhige Momente Zeit, um nach innen zu blicken, sich durch die Konzentration auf den Atem zu zentrieren und zu spüren, dass Sie von der Unterlage, auf der Sie sitzen oder liegen, getragen werden. Nehmen Sie dann wieder Kontakt zu dem Beschützer auf und sorgen Sie dafür, dass er sich daran erinnert, wer Sie sind, bevor Sie sich dem Verbannten zuwenden.

Falls nötig, konzentrieren Sie sich nun darauf, sich von dem Verbannten zu lösen. Dokumentieren Sie diesen Prozess in den Notizen weiter unten.
Wie erkennen Sie, dass der Verbannte da ist (durch ein Bild, eine Empfindung, eine Erinnerung usw.)?

____

Wenn Sie sich emotional aufgeladen, körperlich unruhig, eingeengt oder deprimiert fühlen, sind Sie wahrscheinlich mit dem Verbannten verschmolzen. Ist das der Fall, bitten Sie ihn, sich von Ihnen zu lösen.

Was ist der Name des Verbannten, mit dem Sie sich beschäftigen? ________

Teilen Sie dem Verbannten mit, dass Sie sich bewusst sind, dass er mit Ihnen verschmolzen ist und Sie seine Gefühle empfinden. Manchmal beruhigt sich das Geschehen schon durch diese Anerkennung dessen, was passiert ist.

Kreuzen Sie alle der folgenden Methoden an, sich zu lösen, die bei der Arbeit mit diesem Verbannten nützlich waren.

Möglichkeiten, sich zu lösen

_____ Trennen Sie sich bewusst vom Verbannten und kehren Sie ins Selbst zurück.

_____ Bitten Sie den Verbannten, seine Gefühle im Zaum zu halten, damit Sie für ihn da sein können.

_____ Bitten Sie den Verbannten, Sie nicht zu überfordern, wenn Sie sich ihm nähern.

_____ Zentrieren/erden Sie sich, um sich ins Selbst zurückzuholen.

Nutzen Sie die folgenden Zeilen für spezifische Notizen zu diesem Prozess.

____

____

Wenn der Verbannte seine Gefühle nicht im Zaum hält, fragen Sie ihn, wieso er das nicht tun will.

____

____

Welche Befürchtungen lassen den Verbannten zögern, sich zu lösen?

____

____

Oft haben Verbannte Angst, man würde ihnen nicht zuhören oder sie wieder in die Verbannung schicken, indem man sie zum Beispiel aus dem Bewusstsein verdrängt, einschränkt oder vergisst.

Erklären Sie dem Verbannten, dass Sie gefahrlos für ihn da sein können, wenn er seine Gefühle im Zaum hält. Sagen Sie ihm, dass Sie diese Gefühle wirklich hören und bezeugen wollen, was ihm zugestoßen ist, dafür aber von ihm getrennt sein müssen.

Was dem Verbannten hilft, sich zu lösen:

____

____

Verschmelzung bei der Arbeit mit Verbannten

Sobald Sie anfangen, sich mit einem Verbannten zu beschäftigen, kann es jederzeit zu einer Verschmelzung mit ihm kommen. Im Allgemeinen bedeutet das, dass Sie den Schmerz des Verbannten zu stark spüren. Achten Sie daher darauf, ob das passiert, damit Sie sich lösen (ins Selbst zurückkehren) können, sobald sie es bemerken. Wenn Verschmelzung ein Problem darstellt, sprechen Sie lieber nicht in der ersten Person als der Verbannte. Stattdessen können Sie zum Beispiel laut zu ihm sagen: »Ich höre, dass du damals, als das in deiner Kindheit passiert ist, große Angst hattest. Jetzt bin ich da und bereit, dir zuzuhören.«

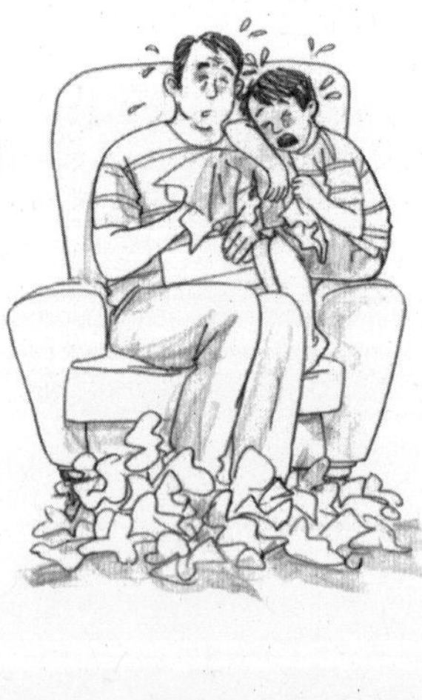

Bewusstes Verschmelzen

Manchmal ist es in Ordnung, den Schmerz des Verbannten zu spüren. Wenn Sie fest im Selbst verankert sind, können Sie dem Verbannten eventuell erlauben, Ihnen seinen Schmerz zu zeigen, indem Sie diesen empfinden. Solange Sie zentriert und fähig sind, vom Selbst aus für den Verbannten da zu sein, ist das kein Problem. Sie können den Schmerz dann sogar voll und ganz empfinden und ausdrücken. Die fünf Gründe dafür, nicht verschmolzen zu sein, haben Sie auf Seite 105 kennengelernt. Wenn alle zutreffen, während Sie den Schmerz des Verbannten empfinden, sind Sie weiterhin im Selbst, weshalb Sie weitermachen können.

Notieren Sie hier, was Ihnen speziell zu diesem Prozess einfällt.

Wenn sich während des Lösungsprozesses wieder ein Beschützer meldet

Während Sie damit beschäftigt sind, einen Verbannten kennenzulernen, sich von ihm zu lösen und ihn zu bezeugen (Kapitel 12 bis 14) werden sehr oft Beschützer auftauchen, die vorher bereit waren beiseitezutreten. Erkennbar ist das etwa daran, dass Sie plötzlich ganz wütend auf das sind, was geschehen ist, und am liebsten jemanden angreifen würden, dass Ihre Gedanken verschwimmen oder dass Sie geistig abwesend sind. Sobald Sie einen dieser Zustände bemerken, müssen Sie dem Beschützer bestätigen, dass Sie seine Anwesenheit wahrnehmen. Wenn Sie eine Vereinbarung mit ihm getroffen haben, erinnern Sie ihn daran, was er Ihnen versprochen hat. Entspannt er sich trotzdem nicht, müssen Sie sich eventuell jetzt noch einmal mit ihm beschäftigen.

Auch wenn ein neuer Beschützer auftaucht, müssen Sie wahrscheinlich etwas Zeit mit ihm verbringen, bevor er sich entspannt und Ihnen wieder Zugang zum Verbannten gewährt.

Notieren Sie hier, was Ihnen speziell zu diesem Prozess einfällt.

SCHRITTE
V3 – V5

KAPITEL 13

Einen Verbannten kennenlernen

Der Prozess, mit dem man einen Verbannten kennenlernt, ähnelt der Arbeit mit einem Beschützer: Man findet Zugang zum Verbannten, löst sich von ihm, achtet auf besorgte Teile, löst sich von diesen, lernt den Verbannten kennen und baut eine vertrauensvolle Beziehung zu ihm auf.

Der Unterschied besteht darin, dass die besorgten Teile unterschiedliche Befürchtungen haben, was die Erlaubnis zum Zugang zu einem Verbannten und zu einem Beschützer angeht.

Befürchtungen von besorgten Teilen

Befürchtung: Die besorgten Teile haben Angst, dass der Verbannte die Führung übernehmen könnte oder Sie mit seinem Schmerz überfordert. *Ihre Reaktion*: Erklären Sie, dass Sie im Selbst bleiben und dem Verbannten keine Macht verleihen werden.

Befürchtung: Die besorgten Teile meinen, Sie wären nicht in der Lage, sich um den Verbannten zu kümmern, weil Sie nicht die Fähigkeit dazu hätten oder weil die Bedürfnisse des Verbannten zu groß seien.

Ihre Reaktion: Erklären Sie Folgendes: a) Im Selbst haben Sie eine unbegrenzte Fähigkeit zu Fürsorglichkeit und Mitgefühl. b) Ein Verbannter braucht im Alltag nicht viel Aufmerksamkeit und Energie, obwohl sich das anders anfühlen kann. c) Im Selbst empfindet man es als Freude und nicht als Belastung, für Verbannte zu sorgen.

Manchmal gibt es Anzeichen dafür, dass das System der Beschützer nicht bereit dafür ist, Sie alleine mit einem Verbannten arbeiten zu lassen. In diesem Fall müssen Sie vielleicht mit einem Partner (siehe Kapitel 20) weitermachen oder sich therapeutische Unterstützung suchen. Erkennbar ist diese Situation unter anderem daran, dass Sie ständig Schwierigkeiten haben, Kontakt zu dem Verbannten aufzunehmen oder im Selbst zu bleiben. Oder ein Beschützer ist so stark, dass Sie immer wieder einschlafen, abgelenkt werden oder jedes Mal, wenn Sie es mit einer Sitzung versuchen, in ein zwanghaftes Verhalten verfallen. Sich Unterstützung von außen zu holen, ist auch ratsam, wenn Sie wissen, dass der Verbannte mit einem nie verarbeiteten Trauma verbunden ist (Missbrauch, Tod eines Angehörigen, ein schlimmer Unfall oder eine Naturkatastrophe als Beobachter oder Betroffener usw.).

ÜBUNG Einen Verbannten kennenlernen

Wählen Sie einen Verbannten, den Sie gerne kennenlernen wollen. Das kann einer sein, mit dem Sie sich bereits beschäftigt haben, oder ein neuer. In letzterem Fall fangen Sie wieder damit an, die Beschützer kennenzulernen und sich von ihnen zu lösen, dann bitten Sie die besorgten Teile, sich zu entspannen, und dann folgt der Prozess, den Verbannten zu identifizieren und Kontakt mit ihm aufzunehmen.

Egal, wofür Sie sich entscheiden, sollten Sie sich am Anfang einige Momente Zeit nehmen, in den Körper hineinzuspüren. Nehmen Sie wahr, dass Sie getragen werden, indem Sie Ihre Füße auf dem Boden spüren oder die Unterstützung des Stuhls, auf dem Sie sitzen. Konzentrieren Sie sich auf den Atem und beobachten Sie, ob dieser schnell oder langsam ist, tief oder flach, hoch in der Brust oder unten im Bauch. Lassen Sie den Atem tiefer werden, während Sie den ganzen Körper entspannen und Ihren Beschützern versichern, dass Sie da sind und Interesse haben, den Verbannten kennenzulernen.

Von da aus nehmen Sie Kontakt mit dem Verbannten auf.

Stellen Sie nun fest, ob irgendwelche besorgten Teile vorhanden sind. Dazu können Sie fragen: »Welche Gefühle bringe ich dem Verbannten jetzt gerade entgegen?«

Notieren Sie unten alle besorgten Teile, die Sie entdecken.

Fragen Sie jeden Teil, welche Befürchtungen er hinsichtlich des Verbannten hat, den er beschützt.

Besorgter Teil: ______________________________

Befürchtungen: ______________________________

Ihre Reaktion: ______________________________

Reaktion des Teils: ______________________________

Besorgter Teil: ______________________________

Befürchtungen: ______________________________

Ihre Reaktion: ______________________________

Reaktion des Teils: ______________________________

Besorgter Teil: ______________________________

Befürchtungen: ______________________________

Ihre Reaktion: ______________________________

Reaktion des Teils: ______________________________

Wenn die besorgten Teile sich entspannt haben und Sie Kontakt zu dem Verbannten aufnehmen können, was können Sie dann über ihn sagen?

Wie er aussieht: ____________________

Wie er sich in oder an Ihrem Körper anfühlt: ____________________

An welchem Ort er sich befindet: ____________________

Wie nah er Ihnen ist: ____________________

Ob er weiß, dass Sie da sind: ____________________

Ob er weiß, wer Sie sind: ____________________

Während Sie allmählich Kontakt mit dem Verbannten aufnehmen, teilen Sie ihm mit, dass Sie da sind und ihn gerne kennenlernen möchten. Wie tun Sie das?

_____ Ich spreche zu ihm.
_____ Ich trete näher zu ihm heran.
_____ Ich öffne ihm mein Herz.
_____ Ich atme gemeinsam mit ihm, indem ich meinem Atem mit seinem synchronisiere.
_____ Ich blicke ihm in die Augen.
_____ Ich nehme Körperkontakt zu ihm auf.
_____ Auf andere Weise:

____

____

____

Sich mit einem Verbannten vertraut machen

Sie werden sehen, dass viele der folgenden Fragen denen ähneln, die wir unseren Beschützern stellen. Auf jeden Fall fragen wir nach dem Alter des Verbannten und danach, wann er entstanden ist. Dabei ist zu beachten, dass Verbannte verschiedene Altersschichten haben können. Manchmal ist ein Teil auch zugleich Verbannter und Beschützer, zum Beispiel wenn ein sechsjähriger Verbannter seinen eigenen Schmerz in sich trägt und zugleich einen jüngeren Verbannten beschützt.

ÜBUNG Sich mit einem Verbannten vertraut machen

Name des Verbannten: ______________________________

Zu den Namen von Verbannten: Oft haben Verbannte Namen, die mit ihrem Alter oder der Zeit zu tun haben, als sie entstanden sind. Achten Sie darauf, dass der Verbannte sich seinen Namen selbst gibt. Dieser Name kann sich jederzeit in der Zukunft ändern, während Sie ein besseres Verständnis dieses Teils gewinnen.

Es folgen mögliche Fragen, um sich mit dem Verbannten vertraut zu machen. Denken Sie daran, diese Fragen ganz behutsam und mit offenem Herzen zu stellen. Folgen Sie dem Gesprächsverlauf so, als würden Sie mit jemandem sprechen, der empfindlich und vorsichtig ist.

Wer bist du? ______________________________

Was tust du? ______________________________

Was ist deine Rolle in meinem System? ______________________________

Wie soll ich dich nennen? ______________________________

Wann bist du entstanden? ______________________________

Wie alt bist du? ______________________________

Was fühlst du? ______________________________

Was bringt dich dazu, dich so zu fühlen? ______________________________

Die Übungsbeispiele in den Kapiteln 11 bis 18 stellen eine zusammenhängende Arbeit mit einem bestimmten Verbannten dar. Sie folgen dem Verlauf einer Sitzung, in welcher die Klientin eine Verbannte kennenlernte, deren Geschichte bezeugte, ihr elterliche Fürsorge zukommen ließ und sie entlastete.

BEISPIEL Sich mit einem Verbannten vertraut machen

Name der Verbannten: *Kleines Mädchen.*

Wer bist du? *Ein trauriges Kind.*

Was tust du? *Weinend in einer Ecke kauern.*

Was ist deine Rolle in meinem System? *Ich trage den Schmerz in mir, kritisiert und zurückgewiesen zu werden.*

Wie soll ich dich nennen? *Das brave Mädchen.*

Wann bist du entstanden? *In der Schule, zweite Klasse.*

Wie alt bist du? *Sieben Jahre.*

Was fühlst du? *Einsamkeit.*

Was bringt dich dazu, dich so einsam zu fühlen? *Niemand spielt mit mir. Ich hab keine Freunde. Die Leute sagen, dass ich komisch bin.*

Wie stehst du zu Leuten von außen? *Ich versuche, mich mit ihnen anzufreunden, aber sie weisen mich zurück.*

Wie ist deine Beziehung zu anderen Teilen? *Ich habe wütende Teile, die mich beschützen.*

Wie fühlst du dich in der jetzigen Situation? *Eine erwachsene Freundin hat mir wehgetan.*

Weitere Fragen an diesen Teil:

Was für Freunde möchtest du gerne haben?

Antwort: *Freunde, die mir helfen, dass ich mich gut fühle.*

Kannst du mir mehr über solche Freunde erzählen?

Antwort: *Die wären spielerisch, lustig, vertrauenswürdig, freundlich, und vor allem würden sie mich mögen.*

Mit dem Verbannten in Kontakt bleiben

Spüren Sie häufig in sich hinein, um festzustellen, welche Gefühle Sie dem Verbannten gerade entgegenbringen. Nehmen Sie sich genügend Zeit, um auch bestimmt im Selbst zu sein und Mitgefühl zu haben. Verbannte lösen leicht Reaktionen in uns aus. Ihre Geschichten können uns zornig auf das machen, was ihnen zugestoßen ist, während ihre Ängste sie manchmal schwer fassbar oder frustrierend machen. Behalten Sie im Kopf, dass dies eine neue Beziehung ist; Sie sollten daher präsent und offen bleiben, damit sie sich entwickeln kann. Achten Sie darauf, wie die Reaktionen des Verbannten auf Sie Ihre Gefühle zu ihm beeinflussen.

ÜBUNG Einen Verbannten in Echtzeit wahrnehmen

Nutzen Sie die Gelegenheit wahrzunehmen, wenn ein Verbannter in Echtzeit aktiviert ist. Achten Sie jedes Mal, wenn Sie in einer mit ihm verbundenen Situation sind, sorgfältig darauf, ob er aktiviert wurde. Falls ja, was empfindet er gerade? Überlegen Sie, wodurch Sie wahrnehmen, dass der Verbannte da ist. Bemerken Sie, dass sich etwas in Ihrem Körper oder an Ihrem Verhalten ändert? Spüren Sie bestimmte Emotionen? Wird ein Beschützer aktiviert, der Sie vom Zugang zu diesem Verbannten abhalten will? Falls ja, wie verhält er sich?

Datum	Situation	Wahrnehmung	Aktivierte Teile	Gefühle	Verhalten

BEISPIEL Einen Verbannten in Echtzeit wahrnehmen

Verbannter: *Kleiner Peter*

Situationen: *Meine Frau kritisiert meine Essgewohnheiten; ich sorge nicht für mich.*

Datum	Situation	Wahrnehmung	Aktivierte Teile	Gefühle	Verhalten
Montag	Frau fragt, was ich mittags gegessen habe. Pizza? Pommes?	Eingesunkene Brust – Geballte Fäuste, werde rot und schwitze	Unzulänglich, Scheitern (kleiner Peter), Schützender Zorn	Fühle mich klein, machtlos, schuldig – Zornig	Ziehe mich erst in mich zurück und werde dann zornig
Mittwoch	Chef fragt, ob mein Beitrag zur Präsentation fertig ist	Eingesunkene Brust – Nervosität	Unzulänglich, Scheitern – Der brave Junge	Verängstigt, klein – Schuldbewusst, eingeschüchtert	Zögern, Stottern, überlege zu lügen – Erledige hektisch allerhand
Freitag	Abends mit Frau im Restaurant. Sie sagt mir, was ich bestellen soll.	Eingesunkene Brust – Ich hole tief Luft.	Böser Junge – Einigermaßen im Selbst	Schlecht, schuldig, als wäre ich eine Enttäuschung – Gefühl von Ausdehnung und Beruhigung	Zuerst Rückzug, dann treffe ich die Entscheidung, meine Meinung zu sagen

SCHRITT 4

KAPITEL 14

Zugang zu Ursprüngen in der Kindheit suchen und sie bezeugen

Sobald Sie den Verbannten kennengelernt und eine hinreichend vertrauensvolle Beziehung zu ihm aufgebaut haben, können Sie Zugang zu den in der Kindheit liegenden Ursprüngen seines Schmerzes suchen. In IFS werden die Erinnerungen, die intensiven Gefühle, die somatischen Erfahrungen, die Überzeugungen und die Verwirrung, die Verbannte in sich tragen, als Lasten bezeichnet. Sie sind das, was der Verbannte erlebt oder auf sich genommen hat. Die Lasten sind kein fundamentaler Bestandteil des Verbannten, weshalb sie abgelegt werden können. Aus IFS-Perspektive wurde nicht der Verbannte selbst durch schmerzhafte Erfahrungen geschaffen, sondern nur seine Lasten.

Die Geschichte des Verbannten bezeugen

Wie schon erwähnt, wollen Verbannte in erster Linie gehört werden. Im Allgemeinen ist anzunehmen, dass damals in der Kindheit niemand da war, der ihre Gefühle gespiegelt, sie angemessen beschützt, sie getröstet und beruhigt oder ins rechte Licht gerückt hat, was sie erlebten. Eine entscheidende Rolle des Selbst besteht darin, diese Funktion als Zeuge zu übernehmen.

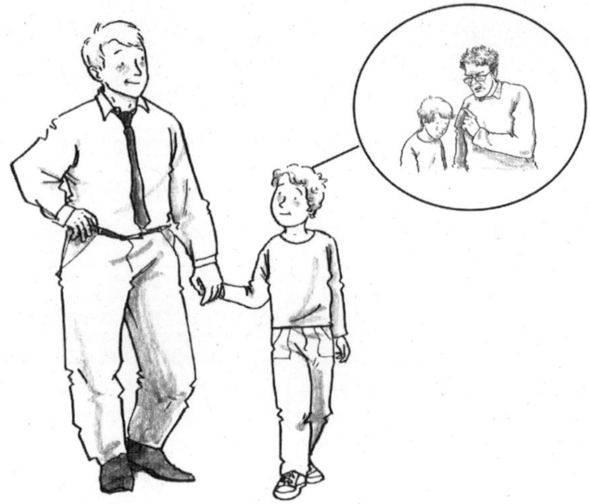

Manchmal erkennt man schon dann, wenn ein Verbannter sich zeigt, spontan die mit ihm verknüpfte Geschichte. Das liegt daran, dass der Verbannte als Kind mit einer Erinnerung aus unserer Vergangenheit sichtbar wird. Dadurch erinnern wir uns an die damalige Situation, wir wissen, was geschehen ist und welche Last der Verbannte trägt.

In anderen Fällen müssen Sie den Verbannten bitten, Ihnen die Ursprünge seiner Last zu zeigen, während Sie ihn kennenlernen. Um ihn zu ermutigen, Ihnen seine Geschichte zu erzählen, sind erfahrungsgemäß Sätze wie diese geeignet:

- Zeig mir doch bitte ein Bild oder eine Erinnerung aus der Zeit, als du dir angewöhnt hast, dich so zu fühlen, wie du es tust.
- Bitte zeig mir den Moment aus der Kindheit, in dem du deine Rolle zum ersten Mal angenommen hast.
- Was willst du mir von dir erzählen, damit ich dich besser verstehen kann?

Bilder und Erinnerungen

Erinnerungen können viele Formen haben. Sie können visuelle Geschichten sein, so als würde man einen Film von dem Ereignis sehen, aber auch physische Reize, bei denen uns etwas aus der Vergangenheit einfällt. Es kann sich um Körpererinnerungen wie Schmerzen, Verspannungen, Geräusche oder Gerüche handeln, die zu weiteren Informationen führen. Und es können emotionale Empfindungen sein, die uns mit oder ohne erkennbaren Inhalt durchströmen. Es ist also nicht wichtig, dass der verbannte Teil uns die bewusste Erinnerung an ein bestimmtes Ereignis zeigt. *Wichtig ist hingegen, dass wir bewusst im Selbst bei diesem Teil bleiben, während die Erinnerungssequenz sich entfaltet.*

Aus den folgenden Gründen sind Erinnerungen unter Umständen nicht klar oder aufeinanderfolgend:

1. Die Erinnerung ist vorsprachlich, weil sie aus einer Zeit stammt, in der wir zu jung waren, um uns bewusst einzuprägen oder zu begreifen, was stattfand. Bezeichnet wird so etwas als implizite Erinnerung. Diese tritt in Form einer Körperempfindung, eines Gefühls oder eines Bildes auf, wobei diese Erscheinungen keinen Zusammenhang mit irgendeiner bewussten Erinnerung oder Geschichte über uns selbst haben.

2. Die Erinnerung bezieht sich nicht auf ein einzelnes Ereignis, sondern auf eine bestimmte familiäre Interaktion, die sich Hunderte oder Tausende Male ereignet hat. In diesem Fall kann eine bewusste Erinnerung vorhanden sein, die alle diese Male repräsentiert, aber auch ein Bild oder eine andere weniger klare Wahrnehmung, die dasselbe tut.

3. Die Erinnerung ist nicht in bewusster Form verfügbar, sondern zeigt sich als Bild oder als andere Form einer impliziten Erinnerung, zum Beispiel als Körperempfindung.

Sobald der Verbannte Ihnen ein Bild oder eine Erinnerung zeigt, bitten Sie ihn, so viele Einzelheiten zu beschreiben, wie er will. Zeigen Sie besonderes Interesse daran, was geschehen ist und wie der Teil sich dabei gefühlt hat. Währenddessen sind Sie als mitfühlender, fürsorglicher Zeuge für ihn da. Es ist vorläufig in Ordnung, wenn der Teil Ihnen eine Reihe von Erinnerungen zeigt, die alle mit einem bestimmten Gefühl oder Problem verbunden sind. Wenn Sie zu den nächsten Schritten weitergehen, ist es allerdings am besten, sich nacheinander auf jede dieser Erinnerungen zu konzentrieren.

Vor den nächsten Schritten sollten Sie sich noch vergewissern, dass der Teil Ihnen alles gezeigt hat, was er Ihnen zeigen will, und dass er spürt: Sie verstehen, wie schlimm seine Erfahrungen waren.

ÜBUNG Auf eine Kindheitserinnerung zugreifen und sie bezeugen

Bei dieser Übung beschäftigen Sie sich mit einer Kindheitserinnerung. Sie verbringen etwas Zeit mit einem Verbannten, bezeugen seine Geschichte und finden heraus, welche Wirkung die damaligen Ereignisse auf ihn hatten.

Wieder können Sie die Arbeit mit dem Verbannten fortsetzen, mit dem Sie sich bereits beschäftigt haben, oder etwas Neues beginnen. Wenn Sie sich entscheiden, einen neuen Verbannten zu erforschen, fangen Sie mit dem Beschützer an und durchlaufen die Schritte B1 bis B5, bis Sie Kontakt zu dem Verbannten aufgenommen und eine vertrauensvolle Beziehung zu ihm aufgebaut haben.

Egal, wofür Sie sich entscheiden, nehmen Sie sich bitte einige Momente Zeit, um die Energie des Selbst zu aktivieren. Vielleicht haben Sie dafür schon eine bestimmte Methode; sie können jedoch auch einfach ein paar tiefe Atemzüge tun, die Schultern entspannen, den Kiefer lockern und sich tief in den Körper sinken lassen.

Lassen Sie den Beschützer mit einem weiteren tiefen Atemzug wissen, dass **Sie** im Selbst da sind und gerne die Geschichte des betreffenden Verbannten hören wollen.

Name des Verbannten: ______________________________

Ist eine klare Erinnerung aufgetaucht, als Sie den Verbannten kennengelernt haben? ______________________________

____

Mussten Sie ihn bitten, Ihnen seine Kindheitsgeschichte zu verraten?

____

Falls ja, welche Fragen waren hilfreich? ______________________________

____

Sind weitere Beschützer aufgetaucht, während Sie die Geschichte des Verbannten bezeugt haben? Falls ja, welche waren das?

____

____

Was waren die Gefühle und Überzeugungen des Verbannten?

____

____

Was ist in der Kindheit passiert? ______________________________

____

____

Welche Gefühle hat das in dem Verbannten hervorgerufen?

Was empfinden Sie (im Selbst) jetzt gegenüber dem Verbannten?

Spürt der Verbannte, dass Sie verstehen, wie schlimm es damals war?

Notieren Sie hier weitere Beobachtungen über den Prozess des Bezeugens.

BEISPIEL Auf eine Kindheitserinnerung zugreifen und sie bezeugen

Name der Verbannten: *Das brave Mädchen.*

Ist eine klare Erinnerung aufgetaucht, als Sie die Verbannte kennengelernt haben? *Ja.*

Mussten Sie sie bitten, Ihnen ihre Kindheitsgeschichte zu verraten? *Nein. Während ich mich mit der Beschützerin verständigt habe, ist mir die Geschichte einfach ins Bewusstsein getreten. Ich habe mich erinnert, wie die anderen Kinder mich gehänselt haben, bevor die Beschützerin da war.*

Sind weitere Beschützer aufgetaucht, während Sie die Geschichte der Verbannten bezeugt haben? *Ja.*

Falls ja, welche waren das? *Der innere Kritiker ist in Form einer strengen Lehrerin aufgetaucht.*

Was waren die Gefühle und Überzeugungen der Verbannten? *Ich bin komisch und daneben, und irgendwas ist mit mir nicht in Ordnung.*

Was ist in der Kindheit passiert? *Diese Lehrerin hat mir gesagt, dass mit mir was nicht in Ordnung wäre, und deshalb hätte ich keine Freunde.*

Welche Gefühle hat das in der Verbannten hervorgerufen? *Sie hat sich einsam, komisch und zurückgewiesen gefühlt.*

Was empfinden Sie (im Selbst) jetzt gegenüber der Verbannten? *Mitgefühl und Fürsorglichkeit.*

Spürt die Verbannte, dass Sie verstehen, wie schlimm es damals war? *Ja, sie spürt, dass ich hier bin und für sie sorge. Sie entspannt sich und kann still sitzen bleiben.*

SCHRITT 5

Kapitel 15

Einem Verbannten elterliche Fürsorge zukommen lassen

Sobald Sie Zugang zu einem Verbannten gefunden und die in der Kindheit liegenden Ursprünge seines Schmerzes bezeugt hatten, können Sie ihm elterliche Fürsorge zukommen lassen. Das bedeutet, dass Sie ihn heilen, indem Sie ihm die Fürsorge, Verbundenheit und Unterstützung zukommen lassen, die er zur Zeit seiner ursprünglichen Verletzung gebraucht hätte.

Das Selbst kann dem Verbannten eine neue, positive Erfahrung bieten, mit der die ursprüngliche schmerzvolle Erfahrung ersetzt wird. Dieser von Fürsorge geprägte Prozess lässt tatsächlich neue neuronale Bahnen im Gehirn entstehen. Das ist der Grund, weshalb unsere Psyche und unser Leben sich so dramatisch verändern können.

Beim vierten Schritt (Bezeugen) hat der Verbannte Ihnen eine Erinnerung gezeigt, indem er Schmerz und negative Überzeugungen (Lasten) auf sich genommen hat. Im Verlauf des aktuellen Schritts werden Sie sich auf diese Erinnerung konzentrieren. Falls der Verbannte Ihnen eine Reihe von miteinander verbundenen Erinnerungen gezeigt hat, wählen Sie eine davon aus.

Der Prozess der elterlichen Fürsorge

Nutzen Sie Ihre Imagination, um den Verbannten in die ursprüngliche Situation in der Kindheit zu begleiten. Wenn es zum Beispiel in der Erinnerung darum ging, dass Ihre Mutter Sie lächerlich gemacht hat, als Sie ihr in der Küche helfen wollten, stellen Sie sich vor, dass Sie mit der Verbannten und Ihrer Mutter in der Küche sind. Vergewissern Sie sich, dass Sie in diese Situation **als Selbst** eintreten – mit all Ihrem erwachsenen Wissen und Ihren Fähigkeiten, unterstützt durch die Eigenschaften des Selbst wie Mitgefühl, Mut und Ruhe. Seien Sie so bei dem Verbannten, wie er es damals von jemandem gebraucht hätte. Unter anderem braucht er vielleicht Verständnis, Fürsorge, Unterstützung, Bestätigung, Schutz vor Verletzungen, Ermutigung oder Liebe. Spüren Sie nach, was er von Ihnen in dieser Situation braucht, damit das, was damals passiert ist, wiedergutgemacht wird und er geheilt werden kann.

Sobald Sie verstehen, was von Ihnen gebraucht wird, lassen Sie es dem Verbannten durch Ihre Imagination zukommen. Das können visuelle Bilder, Körperempfindungen oder emotionaler Kontakt sein. Vielleicht will er auch, dass Sie mit ihm sprechen. Vom Selbst aus haben Sie jedenfalls die Fähigkeit, für ihn der gute Elternteil zu sein, den er braucht. Für ihn wird das sehr befriedigend sein, aber auch für Sie, weil es sich wunderbar anfühlt, einem Teil von uns Trost und Sicherheit zu vermitteln, der das dringend braucht. Außerdem vertieft es die Bindung zwischen Ihnen und dem Verbannten.

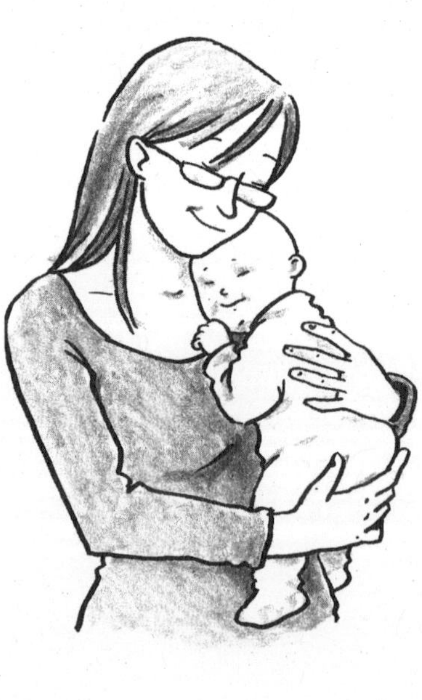

Manchmal will der Verbannte, dass Sie in der betreffenden Szene handeln und etwas für ihn tun oder für ihn eintreten. Zum Beispiel sollen Sie vielleicht mit seinen Eltern darüber sprechen, wie er damals behandelt wurde oder was er gebraucht hätte. Manchmal will ein Verbannter auch unterstützt werden, während er für sich selbst spricht. Dann können Sie neben oder hinter ihm stehen, während er mitteilt, was er gebraucht hätte.

Versuchen Sie nicht, den Verbannten dazu zu bringen, dass er sich irgendwie ändert. Er soll keinerlei Druck spüren, jemand anderer zu werden oder anders über sich zu denken oder zu empfinden. Diese Veränderungen werden sich ganz natürlich aus der Erfahrung der elterlichen Fürsorge und aus dem nächsten Schritt – der Entlastung – ergeben.

Konzentrieren Sie sich darauf, was Sie jetzt im Moment tun können. Zuerst sollten Sie sich eventuell lieber damit beschäftigen, was Sie dem Verbannten geben können, statt damit, was er in der damaligen Situation von anderen gebraucht hätte. Dieser Situation entgegenzutreten und sie zu verändern, ist möglich und oft ziemlich hilfreich, aber normalerweise ist es vorerst leichter, dass der Verbannte von Ihnen Unterstützung erhält.

Wenn er von Ihnen etwas in der Zukunft haben will (im Lauf der nächsten paar Wochen zu Beispiel), so können Sie ihm das versprechen, sofern Sie wollen. Allerdings ist es wichtig, sich an solche Versprechen zu halten, weshalb Sie dabei behutsam vorgehen sollten. Auf jeden Fall aber sollten Sie feststellen, was der Verbannte jetzt im Moment von Ihnen braucht.

ÜBUNG Einem Verbannten elterliche Fürsorge zukommen lassen

Wie bisher wollen Sie vielleicht die Arbeit mit dem Verbannten aus der vorangehenden Übung fortsetzen oder einen neuen Teil erforschen. In letzterem Fall sollten Sie unbedingt alle früheren Schritte durchlaufen, damit Ihre Beschützer wissen, dass Sie die besten Absichten haben und fähig sind, dem Verbannten mit Mitgefühl und Fürsorglichkeit zu begegnen.

Nehmen Sie sich in jedem Fall einige Momente Zeit, sich in der Energie des Selbst zu verankern. Während Sie tief ein- und ausatmen, stellen Sie sich vor, dass der Atem durch den Scheitel in den Körper eintritt und ihn durch die Zehen wieder verlässt. Wie die Wellen des Ozeans bewegt die Luft sich dabei durch Sie hindurch, beruhigt und entspannt Sie. Dieser Luftstrom kann alles fortspülen, was Sie daran hindert, vollständig im Selbst zu sein.

Sobald Sie Zugang zu dem Ort haben, an dem der Schmerz des Verbannten entstanden ist, fragen Sie diesen, ob er möchte, dass Sie in die Szene oder den Zeitraum in der Kindheit eintreten, um ihm zu helfen. Ist er dazu bereit, stellen Sie sich vor zurückzureisen, um bei dem Kind aus der Vergangenheit zu sein. Lassen Sie sich von dem Verbannten sagen, was geschehen soll und was er von Ihnen will.

Stellen Sie fest, ob der Verbannte Sie spüren kann, während Sie ihm geben, was er braucht. Wie reagiert er auf das, was Sie ihm geben? Nimmt er es an? Lassen Sie sich Zeit, die Erfahrung des Gebens wahrzunehmen (die Liebe, die Unterstützung, das Mitgefühl und alles andere, was damit verbunden ist). Wie fühlt es sich in Ihrem Körper an, auf diese Weise bei dem Verbannten zu sein? Lassen Sie dann dem Verbannten Zeit, die guten Gefühle zu genießen, die entstanden sind, und ihre Wirkung in seinem Körper zu spüren.

Verbannter: ______________________________

Was in der Kindheit geschehen ist: ______________________________

____

____

Wie sich der Verbannte dabei gefühlt hat: ______________________________

____

Wie Sie dem Verbannten Fürsorge zukommen lassen: ____________________

____

Wollte der Verbannte direkt, dass Sie ihm etwas geben? Falls ja, was?

____

____

Wollte der Verbannte, dass Sie in der Situation für ihn eintreten?

____

____

Wollte der Verbannte, dass Sie ihn dabei unterstützen, für sich selbst einzutreten?____

____

Wie der Verbannte auf Ihre Fürsorge reagiert hat? ______________________

____

Wie andere auf Ihre Fürsorge reagiert haben? __________________________

____

Notieren Sie hier weitere Beobachtungen über diesen Prozess. ____________

____

____

____

____

BEISPIEL Einer Verbannten elterliche Fürsorge zukommen lassen

Verbannte: *Das brave Mädchen.*

Was in der Kindheit geschehen ist: *Zwei andere Mädchen sind an ihrem Haus vorbeigerannt, weil sie nicht zusammen mit ihr zur Schule gehen wollten.*

Wie sich die Verbannte dabei gefühlt hat: *Einsam, traurig und so, als wäre sie anders oder komisch.*

Wie Sie der Verbannten Fürsorge zugewendet haben: *Bin im Selbst in die Szene eingetreten.*

Wollte die Verbannte direkt, dass Sie ihr etwas geben? Falls ja, was? *Ja. Sie wollte, dass das Selbst ihre Freundin ist.*

Wollte die Verbannte, dass Sie in der Situation für sie eintreten? *Nein. Sie hat gesagt: »Wenn ich dich als Freundin hätte, bräuchte ich die anderen Mädchen nicht.«*

Wollte die Verbannte, dass Sie sie dabei unterstützten, für sich selbst einzutreten? *Sie wollte Unterstützung dabei, den anderen Mädchen die Zunge herauszustrecken und zu sagen: »Seht ihr, jetzt hab ich doch eine Freundin!«*

Wie die Verbannte auf Ihre Fürsorge reagiert hat: *Sie hat sich entspannt, wurde verspielt und hat sich gefreut.*

Wie andere auf Ihre Fürsorge für die Verbannte reagiert haben: *Die waren plötzlich nicht mehr wichtig.*

ÜBUNG Einem Verbannten in Echtzeit Fürsorge zukommen lassen

Diese Übung können Sie als Fortführung der Arbeit mit einem Verbannten machen, dem Sie bereits Fürsorge zukommen ließen und/oder den Sie aus der damaligen Situation herausgeholt haben. Wählen Sie einen Verbannten, den Sie gut kennen.

Name des/der Verbannten: ______________________________

Ursprüngliche Kindheitssituation: ______________________________

____

Wie Sie dem Verbannten Fürsorge zukommen ließen: ______________

____

____

Haben Sie dem Verbannten irgendwelche Versprechen gemacht?

____

____

____

____

Sie können sich vornehmen, diesem Verbannten im Lauf der nächsten Woche in Echtzeit Fürsorge zukommen zu lassen..

Beantworten Sie bitte die folgenden Fragen, um sich klar zu machen, wann der Verbannte wahrscheinlich aktiviert werden wird:

Welche Situationen oder Personen aktivieren den Verbannten voraussichtlich?

____

____

____

Wann wird so etwas in der nächsten Woche wahrscheinlich eintreten?

____

____

Denken Sie sich eine Methode aus, wie Sie wahrnehmen, ob der Teil bei diesen Gelegenheiten tatsächlich aktiviert wird. Sobald Sie das bemerken, nehmen Sie sich einen Moment Zeit, um sich auf ihn einzustellen und herauszufinden, was er fühlt und was er braucht. Wahrscheinlich wird er dieselbe Art Fürsorge brauchen, die Sie ihm bereits früher zukommen ließen. Das macht es leichter, weil Sie schon wissen, was nötig ist. Lassen Sie dem Verbannten also die Fürsorge zukommen, die er gerade braucht.

Tragen Sie die folgenden Angaben, sofern zutreffend, ein.

Verbannter: ____

Zeit und Ort der Aktivierung: ______________________________

Auslösende Situation: ____________________________________

____

____

Wodurch Ihre Wahrnehmung ausgelöst wird:

Gefühle: ______________________________

Körperempfindungen: ______________________________

Erinnerungen: ______________________________

Gedanken: ______________________________

Emotionen: ______________________________

Beschützer, die auftauchen: ______________________________

____

____

Andere Reaktionen: ______________________________

____

____

____

Art der Fürsorge: ______________________________

____

____

Wie der Verbannte reagiert hat: ______________________________

____

____

Alles Weitere, was der Verbannte eventuell von Ihnen braucht: ___________

____

____

____

____

____

SCHRITT 6

Kapitel 16

Einen Verbannten aus der ursprünglichen Situation herausholen

Verbannte leben in der Vergangenheit, wobei sie das erlittene Trauma immer wieder von Neuem erfahren. Ein wichtiger Schritt im Heilungsprozess ist es daher, dem Verbannten die Möglichkeit zu geben, aus der Kindheitsumgebung herausgeholt zu werden. Das ist ein sehr kraftvoller Akt zu seinem Nutzen. Normalerweise ist der Verbannte wie vor den Kopf geschlagen, dass so etwas überhaupt möglich ist.

Eventuell müssen Sie dem Verbannten ausführlicher klarmachen, wer Sie sind und dass Sie jetzt in einer anderen Zeit leben, in der die Drohungen und Einschränkungen der Vergangenheit nicht mehr gültig sind. Teilen Sie ihm mit, wie alt Sie jetzt sind und wie Ihr Leben heute aussieht.

Sorgen Sie unbedingt dafür, dass der Verbannte begreift, dass er in der Vergangenheit gelebt hat und dass es Ihnen möglich ist, ihn in die Gegenwart zu holen, wo eine andere Situation herrscht. Fragen Sie ihn dann, ob er herausgeholt und an einen sicheren, geborgenen Ort gebracht werden will. Wahrscheinlich wird er daraufhin fragen, wohin er kommen wird, und dann ist es oft angebracht, sich bei ihm zu erkundigen, wo er den gerne hin möchte.

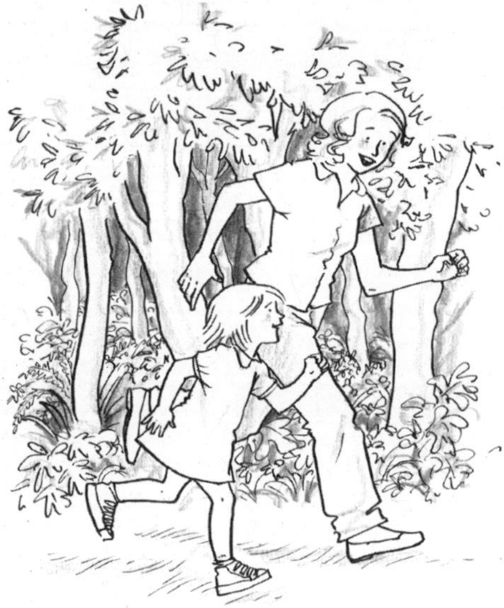

Sie haben eine ganze Reihe von Optionen, wohin Sie den Verbannten bringen können:

- Sie können ihn zu sich nach Hause in Ihr heutiges Leben holen.
- Wenn Ihr derzeitiges Leben Ihnen nicht völlig sicher vorkommt, können Sie ihm vorschlagen, dass er zu jemandem kommt, bei dem er sich sicher fühlt. Das kann eine reale oder eine imaginäre Person sein.
- Sie können den Verbannten in Ihren Körper holen, sodass er zum Beispiel in Ihrem Herzen wohnt.
- Sie können einen imaginären Ort erschaffen, an dem der Verbannte sich sicher fühlen wird.
- Sie können die Wünsche des Verbannten unterstützen, wohin er kommen will. Falls er zum Beispiel eingesperrt war, will er vielleicht frei umherstreifen. In diesem Fall können Sie ihn daran erinnern, dass Ihre Tür für ihn immer offen steht, wenn er Sie irgendwann in der Zukunft besuchen oder bei Ihnen leben will.

Manchmal haben Verbannte Bedenken, aus der Situation herausgeholt zu werden. Dafür kann es wieder eine ganze Reihe Gründe geben:

- Der Verbannte reagiert misstrauisch auf das Angebot. Dann muss man sich mit den mit diesem Problem verbundenen Beschützern so beschäftigen, wie man auch sonst mit den Bedenken von Beschützern umgeht (siehe Kapitel 8).

- Durch die Fürsorge, die der Verbannte inzwischen erfahren hat, fühlt er sich jetzt sicherer an dem Ort, an dem er sich befindet. Deshalb will er da eventuell eine Weile bleiben und erkunden, wie das ist.
- Verbannte können sich Sorgen um andere machen, um die sie sich kümmern. Zum Beispiel fungieren manche Verbannte als Beschützer für jüngere Verbannte, etwa einen Bruder oder eine Schwester. Sobald sie hören, dass sie diese anderen Verbannten mitnehmen können, fällt es ihnen normalerweise leichter, sich herausholen zu lassen.
- Manchmal ist die Dynamik der familiären Situation ein Grund zur Sorge. Der Verbannte meint etwa, er müsste sich um einen Elternteil kümmern oder die Familie würde auseinanderfallen, wenn er sie verlässt. Eine solche Verstrickung kann wahrscheinlich als Last gelten, weshalb man damit umgehen sollte wie in Kapitel 17 beschrieben.

Temporäres Herausholen

Oft ist es angebracht, mit Verbannten stufenweise über einen gewissen Zeitraum hinweg zu arbeiten. Der Prozess des Herausholens kann dabei bereits während einer frühen Stufe erfolgen. Während Sie einen Verbannten in einer Abfolge von Sitzungen kennenlernen, können Sie ihm am Ende einer Sitzung anbieten, ihn aus der vergangenen Situation herauszuholen und an einen sicheren Ort zu bringen, an dem er bleiben kann, bis Sie sich wieder mit ihm beschäftigen.

Wenn der Verbannte nicht dazu bereit ist, können Sie ihm etwas zur Unterstützung anbieten, während er in der Vergangenheit bleibt. Eine warme Decke, eine Taschenlampe oder irgendetwas anderes, was er sich wünscht, kann ihm helfen, während er darauf wartet, dass Sie die Arbeit mit ihm abschließen.

ÜBUNG Einen Verbannten aus der ursprünglichen Situation herausholen

Sie werden einem Verbannten jetzt die Gelegenheit bieten, herausgeholt zu werden, das heißt, die Vergangenheit zu verlassen und in die Gegenwart zu kommen. Das sollten Sie wahrscheinlich mit einem Verbannten tun, mit dem Sie bereits sehr vertraut sind, wie etwa einem aus früheren Übungen. Wenn Sie doch mit einem Neuen anfangen, denken Sie bitte daran, wieder mit dem Beschützer anzufangen und die Schritte zu durchlaufen, ihn kennenzulernen (Schritte B1 bis B5, siehe Anhang A) und dann die ersten Schritte zum Kennenlernen des Verbannten vorzunehmen. Mit dem aktuellen Schritt können Sie bis nach der Fürsorge warten. Haben Sie jedoch irgendwann den Eindruck, dass es nicht sicher für den Verbannten ist, in der Vergangenheit zu bleiben, können Sie ihm bereits vorher vorschlagen, ihn herauszuholen.

Egal, wie Sie anfangen, sollten Sie sich etwas Zeit nehmen, die Energie des Selbst zum Vorschein zu bringen. Sie sollten unmissverständlich im Selbst sein, damit der Verbannte Ihnen vertrauen und glauben kann, dass Sie in der Lage sind, ihn aus seiner misslichen Lage herauszuholen. Um ins Selbst zu kommen, ist es hilfreich, alle Muskeln zu entspannen, und dabei tief erleichtert aufzuatmen. Sie können sich dabei auch eine Muskelgruppe nach der anderen vornehmen, indem Sie erst die Beine anspannen und entspannen, dann Bauch und unteren Rücken, dann die Brust, dann die Arme, dann die Schultern und schließlich Hals, Nacken und Gesicht.

Lassen Sie dem einen tiefen, lebensspendenden Atemzug folgen, bei dem Sie einatmen, die Luft einige Sekunden anhalten und dann während derselben Zahl Sekunden ausatmen.

Erinnern Sie die Beschützer daran, dass Sie mit der Kraft und dem Mitgefühl des Selbst präsent sind und mit den besten Absichten, den Verbannten zu heilen.

Wenn Sie weiter im Selbst bleiben und sich sicher sind, dass der Verbannte Sie wahrnimmt und Ihnen vertraut, bieten Sie ihm die Möglichkeit an, aus seiner Situation herausgeholt zu werden.

Dabei könnten Sie beispielsweise sagen: »Bist du dir bewusst, dass du bisher in der Vergangenheit gelebt hast? Ich kann dir helfen, diese Zeit und diesen Ort zu verlassen, um dich irgendwo hinzubringen, wo du in Sicherheit bist. Hast du Interesse daran?«

Notieren Sie unten die Erfahrung, die Sie machen, während Sie den Verbannten herausholen.

Verbannter: ______________________________

Wo er sich in der Vergangenheit befindet: ______________________________

____

____

Die Stufen des Prozesses, den Sie mit diesem Verbannten durchlaufen haben:

___ Ihn identifizieren
___ Erlaubnis erhalten, sich mit ihm zu beschäftigen
___ Sich von besorgten Teilen lösen
___ Ihn kennenlernen
___ Ihm Fürsorge zukommen lassen
___ Ihn entlasten

Wie der Verbannte auf die Frage reagiert hat, ob er aus der Vergangenheit heraus in die Gegenwart kommen will: ______________________________

____

Bedenken des Verbannten, falls vorhanden: ______________________

____

Wie Sie mit diesen Bedenken umgegangen sind: ____________________

____

Wo Sie den Verbannten hinbringen wollten: ______________________

____

Ob der Verbannte damit einverstanden war: ______________________

____

Wie Sie den Verbannten herausgeholt haben: _____________________

____

Wie der Verbannte darauf reagiert hat, nicht mehr in der Vergangenheit zu sein:

____

____

Notieren Sie hier, was Ihnen speziell bei diesem Prozess aufgefallen ist:

____

____

____

____

BEISPIEL Einen Verbannten aus der ursprünglichen Situation herausholen

Verbannte: *Das brave Mädchen.*

Wo sie sich in der Vergangenheit befindet: *In der zweiten Klasse; sie hat Probleme mit den Klassenkameraden in ihrer neuen Schule.*

Die Stufen des Prozesses, den Sie mit dieser Verbannten durchlaufen haben:

_X_ sie identifizieren

_X_ Erlaubnis erhalten, sich mit ihr zu beschäftigen

_X_ sich von besorgten Teilen lösen

_X_ sie kennenlernen

_X_ ihr Fürsorge zukommen lassen

___ sie entlasten

Wie die Verbannte reagiert hat, als Sie sie fragten, ob sie aus der Vergangenheit heraus in die Gegenwart kommen will: *Sie war froh, mit mir in die Gegenwart zu kommen.*

Wie Sie die Verbannte herausgeholt haben: *Ich bin in die Szene getreten, habe die Verbannte an der Hand genommen und bin mit ihr gemeinsam in die Gegenwart gegangen.*

Wo Sie die Verbannte hinbringen wollten: *Zu mir in mein jetziges Leben, wo wir miteinander spielen können.*

Ob die Verbannte damit einverstanden war: *Ja, sie hat sich darauf gefreut.*

Wie die Verbannte darauf reagiert hat, nicht mehr in der Vergangenheit zu sein: *Sie hat sich frei und sicher gefühlt.*

SCHRITT 7

KAPITEL 17

Einen Verbannten entlasten

Sobald Sie die in der Kindheit liegenden Ursprünge des Schmerzes eines Verbannten bezeugt, diesem Fürsorge zukommen ließen und ihn aus der Situation herausgeholt haben, folgt der nächste große Schritt: die Entlastung. Sie ist ein inneres Heilungsritual.

Wie in Kapitel 14 erwähnt, ist eine Last ein extremes Gefühl, eine Erinnerung, eine Energie oder eine Überzeugung, die ein Teil über sich selbst oder über die Welt hat. Angenommen hat er sie infolge eines Kindheitstraumas, eines bestimmten Vorfalls, einer Beziehung oder einer anderen schmerzhaften Situation. Diese Last ist kein fundamentaler Bestandteil des Verbannten und kann daher abgelegt werden.

Einen Verbannten auf die Entlastung vorbereiten

Sobald Sie klar die Last (oder die Lasten) identifiziert haben, die mit der von Ihnen bezeugten Situation verbunden ist, fragen Sie den Verbannten: »Möchtest du die Last, die du trägst, loslassen oder ablegen?« Daraufhin ist der Teil eventuell begeistert über die Gelegenheit, die ganze Negativität loszuwerden; er kann jedoch auch verwirrt oder zögerlich sein (siehe unten).

Der Entlastungsprozess

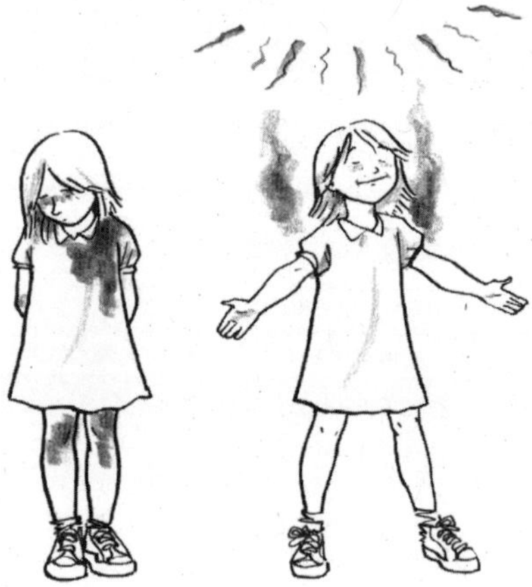

Wenn der Verbannte bereit ist, fragen Sie ihn, wo er die Last in oder am Körper trägt. Das kann er spüren und/oder sehen, möglichst beides. Zum Beispiel spürt er die Last vielleicht als schwarzen Klumpen im Herzen, Nervosität im Bauch oder als unangenehmes Gefühl im ganzen Körper.

Fragen Sie den Verbannten nun, wie er seine Last ablegen möchte. Unter anderem kann das in einem Naturelement geschehen – sie kann dem Licht übergeben, vom Wasser davongespült, vom Wind weggeweht, in der Erde vergraben und im Feuer verbrannt werden. Es kommt auch alles andere infrage, was sich geeignet anfühlt. Vielleicht will er die Last auch einer spirituellen Gestalt übergeben, zum Beispiel Gott, Jesus, Mohammed oder einem Engel. Praktisch jede bildliche Vorstellung, die es dem Teil ermöglicht, seine Last abzulegen, ist geeignet.

Helfen Sie dem Verbannten vom Selbst aus, die Situation so zu gestalten, dass er seine Last so ablegen kann, wie er es will. Lassen Sie sich für diesen Prozess so viel Zeit, wie nötig ist. Wahrscheinlich werden Sie spüren, wie die Last den Körper des Verbannten verlässt, wenn er sie ablegt. Sie können ihm aber auch vorschlagen, Ihnen mitzuteilen, wenn er damit fertig ist, oder den Prozess beobachten. Lassen Sie den Teil wissen, dass er so viel Zeit hat, wie er braucht. Wenn es ihm momentan noch nicht gelingt, alles abzulegen, sagen Sie ihm, dass er zu einem anderen Zeitpunkt oder dann, wenn etwas auftaucht, damit weitermachen kann. Spüren Sie in seinen Körper hinein, ob noch etwas anderes vorhanden ist, was dort nicht hingehört und abgelegt werden muss.

Positive Eigenschaften

Sobald der Verbannte seine Last abgelegt hat, ist er frei dafür, mehr zu dem zu werden, was er in seinem Kern wirklich ist. Nehmen Sie daher wahr, welche positiven Eigenschaften oder Gefühle in ihm auftauchen, sobald die Last verschwunden ist. Entlastete Teile empfinden oft Freude, Kraft, Verspieltheit, Freiheit, Liebe und ähnliche Eigenschaften. Eine gute Frage danach lautet: »Welche Eigenschaften, die in der Zukunft nützlich sein können, möchtest du in dich aufnehmen?« Lassen Sie dem Teil Zeit, jede Eigenschaft einzeln einzuatmen, während sie auftaucht. Zeit braucht er auch, um diesen Vorgang zu spüren. Schlagen Sie ihm deshalb vor, die Erfahrung zu genießen, und nehmen Sie dabei wahr, wie sich das in Ihrem Körper ausdrückt.

Was will der Teil jetzt tun?

Jüngere Teile wollen oft einfach losziehen und spielen oder an einem Ort sein, wo sie frei sein können. Andere Teile wollen in bestimmten Teilen Ihres Körpers bleiben, zum Beispiel im Herzen, im Kopf oder im Bauch. Manche Teile wollen sich auch erst einmal eine Weile ausruhen und sich später entscheiden. Alles, was sich wie ein Schritt zur Heilung anfühlt, ist in Ordnung.

Widerstand gegen die Entlastung

Zu den häufigsten Gründen, aus denen Verbannte sich gegen eine Entlastung wehren, gehören diese:

- Der Verbannte ist verwirrt von der Vorstellung, entlastet zu werden, und begreift nicht, was das bedeuten soll.
  Ihre Reaktion: Sie können ausführlicher erklären, dass die Erinnerungen, Gefühle, Schmerzen, Überzeugungen und die Verwirrung, die der Verbannte in sich trägt, aus der Vergangenheit stammen. Sie sind

nicht das, was er ist, sondern nur, was er trägt. Daher ist es möglich, sie abzulegen und loszulassen.

- Der Verbannte macht sich Sorgen, wer er ohne die Lasten, die ihn identifizieren, sein wird.
  Ihre Reaktion: Sie können dem Verbannten versichern, dass Sie ihm helfen werden, mit dieser Situation umzugehen, wenn es so weit ist. Dann wird er eine Wahl haben, wer er sein will.

- Der Verbannte sträubt sich dagegen oder hat Angst davor, seine Lasten loszulassen.
  Ihre Reaktion: Fragen Sie ihn: »Weshalb hängst du so an dieser Last?« oder »Was befürchtest du, wenn du die Last loslässt?« Dann können Sie ihm helfen, mit seinen Ängsten umzugehen.

- Wenn der Verbannte sich nicht bereit fühlt, seine Lasten abzulegen, ist manchmal noch etwas anderes nötig – weiteres Bezeugen, mehr Vertrauen zum Selbst, stärkere Fürsorge, vollständigeres Herausholen und so weiter. Es kann auch ein weiterer Teil vorhanden sein, der nicht will, dass die Last abgelegt wird.
  Ihre Reaktion: Beschäftigen Sie sich mit dem Verbannten, um herauszubekommen, was gebraucht wird, und kümmern Sie sich dann nacheinander um die Probleme, bis alle gelöst sind. Setzen Sie die Entlastung erst fort, wenn der Teil ganz dazu bereit ist.

- Der Verbannte ist lediglich bereit, einen Teil der Last abzulegen.
  Ihre Reaktion: Sie können dem Verbannten gern erlauben, erst einmal nur einen Teil der Last loszulassen. Nachdem diese Entlastung stattgefunden hat, kommen Sie in einer späteren Sitzung auf dieses Thema zurück.

Die Entlastung ist nur der letzte Schritt auf dem langen Weg zur Heilung. Alle vorangehenden Schritte sind genauso wichtig.

ÜBUNG Einen Verbannten entlasten

Jetzt werden Sie einen Verbannten entlasten. Dazu sollten Sie einen nehmen, den Sie bereits gut kennen, entweder aus einer früheren Übung oder weil Sie mit ihm bereits alle vorangehenden Schritte durchlaufen haben. Normalerweise findet die Entlastung statt, nachdem man den Verbannten aus der ursprünglichen Situation herausgeholt hat, aber nötig ist das nicht. Sie können ihn auch entlasten, wenn sich etwas in der damaligen Situation verändert und der Verbannte sich entschieden hat, dort zu bleiben.

Bevor Sie Kontakt zum Verbannten aufnehmen, vergewissern Sie sich, dass Sie im Selbst sind und dass die Beschützer das erkennen.

Wenn Sie wollen, können Sie jetzt ein paar tiefe Atemzüge tun und sich mit farbigem oder weißem Licht umgeben. Oder Sie stellen sich vor, wie dieses Licht von oben in Ihren Kopf strömt, Ihren ganzen Körper erfüllt und Ihnen Frieden, Klarheit, Mitgefühl und alle anderen Eigenschaften des Selbst bringt.

Atmen Sie tief durch, vergewissern Sie sich, dass Sie weiterhin Erlaubnis von allen Beschützern haben, die beteiligt sind, und nehmen Sie Kontakt mit dem Verbannten auf.

Stellen Sie dem Verbannten die Vorstellung vor, sich zu entlasten. Zum Beispiel können Sie sagen: »Ich kann dir helfen, die Lasten abzulegen, die du trägst. Du kannst diese ganzen schlechten Gefühle, Erinnerungen, negativen Gedanken und die Verwirrung aus der Vergangenheit loslassen. Willst du das tun?«

Helfen Sie dem Verbannten über die Bedenken hinweg, die er vielleicht hat.

Notieren Sie unten die Erfahrungen, die Sie bei der Entlastung gemacht haben.

Verbannter: ______________________________

Was in der Kindheit geschehen ist: ______________________________

____

____

____

Wie sich der Verbannte dabei gefühlt hat: ______________________________

____

____

____

Wie Sie dem Verbannten Fürsorge zukommen ließen: ______________________________

____

____

____

Wenn Sie den Verbannten herausgeholt haben, wo haben Sie ihn hingebracht?

____

____

Lasten, die der Verbannte trägt: ____________________

____

____

Bedenken, die der Verbannte der Entlastung entgegenbringt: ____________________

____

____

Wie Sie mit diesen Bedenken umgegangen sind: ____________________

____

____

Wo der Verbannte die Lasten in oder an seinem Körper trägt: ____________________

____

Naturelement, spirituelle Gestalt oder anderer Ort, wohin die Lasten abgegeben wurden: ____________________

____

Zum Vorschein gekommene positive Eigenschaften: ____________________

____

____

Wo der Teil bleiben wollte: ______________________

____

____

Notieren Sie hier weitere Beobachtungen zu diesem Prozess.

____

____

____

____

BEISPIEL Einen Verbannten entlasten

Verbannte: ***Das brave Mädchen.***

Was in der Kindheit geschehen ist: ***Zurückweisung durch die Klassenkameraden in der neuen Schule.***

Wie sich die Verbannte dabei gefühlt hat: ***Einsam, ausgegrenzt und so, als wäre etwas an ihr nicht in Ordnung.***

Wie Sie der Verbannten Fürsorge zukommen ließen: ***Das Selbst ist als Freundin zu ihr gekommen.***

Wenn Sie die Verbannte herausgeholt haben, wo haben Sie sie hingebracht? ***Hab Sie mit mir nach Hause genommen.***

Lasten, die die Verbannte trägt: ***Fühlt sich komisch und inakzeptabel. Wird von Schulkameraden zurückgewiesen und von den neuen Lehrern nicht unterstützt. Kommt sich wertlos vor und wie jemand, der nicht so angenommen wird, wie er ist.***

Bedenken, die die Verbannte der Entlastung entgegenbringt: *Sie will ganz sicher sein, dass ich ihre Freundin sein werde.*

Wie Sie mit diesen Bedenken umgegangen sind: *Ich habe ihr versichert, dass ich das sein werde.*

Wo die Verbannte die Lasten in oder an ihrem Körper trägt: *In den Schultern; sie hat eine geduckte Haltung, eine eingefallene Brust und steht unsicher auf den Beinen.*

Naturelement, spirituelle Gestalt oder anderer Ort, wohin die Lasten abgegeben wurden: *Bin in den Wald gegangen, hab ein großes Loch für die Last gegraben und dann Wasser aus dem Bach über die Verbannte gegossen, um sie zu reinigen. Daraufhin ist sie um das Loch herumgetanzt wie eine Indianerin.*

Zum Vorschein gekommene positive Eigenschaften: *Verspieltheit, Spontaneität, Neugier.*

Wo der Teil bleiben wollte: *Bei mir zu Hause.*

SCHRITT 8

KAPITEL 18

Einen Beschützer integrieren und entlasten

Sobald Sie einen Verbannten entlastet haben, ist es wichtig, in dieses Ergebnis auch Ihr übriges inneres System zu integrieren, vor allem jene Beschützer, die für die Gefühle des betreffenden Verbannten zuständig waren. Diese haben das, was geschehen ist, entweder bereits wahrgenommen oder nicht.

Kontakt mit den Beschützern aufnehmen

Nehmen Sie Kontakt mit jedem Beschützer auf, um festzustellen, ob er das, was Sie mit dem Verbannten getan haben, wahrgenommen hat. Vielleicht wollen Sie den verwandelten Verbannten auch mit einem oder mehreren Beschützern bekanntmachen.

Wenn ein Beschützer nicht mehr ohne Weiteres zugänglich ist, bitten Sie ihn vorzutreten. Stellen Sie fest, wie er die geleistete Arbeit empfindet und ob er jetzt erkennt, dass seine beschützende Rolle nicht mehr notwendig ist.

Bedenken von Beschützern, ihre Rolle aufzugeben

- Der Beschützer ist noch für andere Verbannte zuständig und muss seine Rolle daher weiterhin auf gewisse Weise beibehalten.
  Ihre Reaktion: In diesem Fall müssen Sie auch die anderen Verbannten entlasten, bevor der Beschützer seine Rolle vollständig loslassen kann. Finden Sie heraus, ob er aufgrund der Veränderung bei dem aktuellen Verbannten irgendwelche Veränderungen vornehmen kann. Falls ja, unterstützen Sie ihn dabei, diese Veränderungen klar zu sehen.

- Der Beschützer ist nicht bereit, seine Rolle loszulassen.
  Ihre Reaktion: Fragen Sie den Beschützer: »Was befürchtest du, wenn du deine Rolle aufgeben oder deine Aufgabe nicht mehr erfüllen würdest?« Dadurch kommen eventuell weitere Ängste oder andere Verbannte oder Beschützer zum Vorschein, mit denen er polarisiert ist. Mit diesen Teilen können Sie sich wieder vom Selbst aus beschäftigen.

- Der Beschützer hat Angst, dass die Veränderung keinen Bestand haben wird.
  Ihre Reaktion: Teilen Sie ihm mit, dass Sie (im Selbst) da sein werden, um sich – falls nötig – darum zu kümmern.

Beschützer entlasten

Auch Beschützer tragen Lasten, allerdings nicht dieselben wie Verbannte. Die Last eines Verbannten ist sein Schmerz, die Last eines Beschützers ist seine schützende Rolle. Diese ist kein naturgegebener Bestandteil des Beschützers; er hat sie übernommen, weil er eine große Gefahr für Sie wahrgenommen hat. Sobald die Gefahr nicht mehr vorhanden ist, kann er die Last loslassen.

Manchmal verursacht schon diese Erkenntnis eine spontane Entlastung des Beschützers. Er spürt dann, dass er die Freiheit hat, eine neue

Rolle zu übernehmen, und kann sich leicht damit identifizieren, was er werden will.

In anderen Fällen will der Beschützer jedoch einen Entlastungsprozess durchlaufen. Seine Last ist die extreme Rolle, die er zu einem bestimmten Zeitpunkt in Ihrem Leben übernommen hat. Diese Geschichte hat er in Form von Erinnerungen, Überzeugungen, Verwirrungen und Identifikationen gespeichert. Um ihn von seiner Rolle zu befreien, können Sie ihn durch denselben Prozess unterstützen, der zur Entlastung von Verbannten dient (siehe Kapitel 17).

Manchmal ist es dabei nötig, auf die Kindheitserinnerungen aus der Zeit zuzugreifen, als der Beschützer seine extreme Rolle übernommen hat. Diese Erinnerungen können dieselben wie jene des Verbannten oder andere sein. Auf jeden Fall müssen Sie vom Selbst aus bezeugt werden, bevor die Last abgelegt werden kann.

Neue Eigenschaften

Wie im Falle des Verbannten können spontan positive Eigenschaften zum Vorschein kommen, sobald der Beschützer seine Last losgelassen hat. Das ist vielleicht ein Gefühl wie »Ich will mich als fähig, stark, frei, mitfühlend empfinden«. Sie können den Beschützer auch fragen: »Welche Eigenschaften, die dir in Zukunft nützlich sein könnten, möchtest du gerne annehmen?« Lassen Sie ihm Zeit, eine dieser Eigenschaften nach der anderen in sich aufzunehmen und atmen Sie diese behutsam ein, während sie assimiliert werden.

Die neue Rolle

Unabhängig davon, ob der Beschützer ein Entlastungsritual durchläuft oder nicht, sagen Sie ihm, dass er eine neue Rolle in Ihrer Psyche wählen kann. Für einen Beschützer ist das besonders wichtig. Es kann sich um eine nicht mehr extreme Variante der Rolle handeln, die er hatte, um etwas

Gegensätzliches oder etwas ganz anderes. Eventuell will er eine neue Beziehung zu dem Verbannten aufbauen. Falls seine neue Rolle andere Teile von Ihnen betrifft, nehmen Sie bitte Kontakt mit diesen auf, um festzustellen, wie sie diese Veränderung empfinden.

Sind weitere Teile betroffen?

Sobald Sie die Arbeit mit dem Beschützer und dem Verbannten abgeschlossen haben, sollten Sie fragen, ob irgendwelche anderen Teile Bedenken aufgrund dessen haben, was Sie getan haben und was sich verändert hat. Wenn dadurch zum Beispiel Liebe, Spontaneität oder Kraft ins System gekommen sind, könnte es Teile geben, die sich dadurch bedroht fühlen. Dann können Sie deren Ängste beschwichtigen oder sich vornehmen, sich als Nächstes mit ihnen zu beschäftigen.

Manchmal tauchen zweifelnde Teile auf, die der geleisteten Arbeit nicht vertrauen oder befürchten, dass sie keinen Bestand haben wird. Diese Teile müssen gehört und akzeptiert werden. Vielleicht brauchen sie etwas von Ihnen oder von einem der anderen Teile. Man kann sie auch einladen zu beobachten, wie sich die Situation im Lauf der Zeit entwickelt.

Überprüfung

Nach allem, was geschehen ist, ist es eine gute Idee, die Ergebnisse an dem ursprünglichen Wegweiser, der den Beschützer aktiviert hat, zu überprüfen. War der Beschützer zum Beispiel ein Teil, der versucht hat, Autoritätspersonen zu gefallen, ist es nützlich, wenn Sie sich eine Begegnung mit einer Autoritätsperson in Ihrem jetzigen Leben vorstellen und darauf achten, ob und welche Teile aktiviert werden. Das wird Ihnen einen Eindruck davon vermitteln, ob der Verbannte und der Beschützer wirklich entlastet wurden und ob irgendwelche anderen Teile auf eine solche Situation reagieren. Ein solcher Test bereitet Sie auf die entsprechende Situation im wirklichen Leben vor und lässt Sie erkennen, wie Sie noch an sich arbeiten müssen.

Weitere Beobachtung

Es ist sinnvoll, gelegentlich Kontakt mit den Teilen aufzunehmen, die entlastet wurden, um festzustellen, wie es ihnen geht. Wichtig ist das besonders bei Verbannten. Wenn Sie die Arbeit an einem Teil abschließen, will dieser sich eventuell vergewissern, dass Sie sich weiter mit ihm beschäftigen werden. Vielleicht will er regelmäßigen Kontakt haben oder die Erlaubnis erhalten, sich auszutoben. Fragen Sie den Teil daher, was er möchte, und nehmen Sie sich dabei vor, Ihre Versprechen zu halten.

ÜBUNG Einen Beschützer entlasten

Wir werden uns jetzt mit einem Beschützer beschäftigen, der mit einem entlasteten Verbannten verbunden war. Beginnen Sie diesen Prozess an dem Punkt, an den Sie zurückkehren und sich auf einen solchen Beschützer konzentrieren können.

Nehmen Sie sich einen Moment Zeit, die Energie des Selbst zu aktivieren. Das können Sie tun, indem Sie sich aufrecht hinsetzen, die Hand aufs Herz legen, tief einatmen und einen Ton summen. Gut geeignet ist etwa »OM«, weil es das Herz vibrieren lässt. Man hat festgestellt, dass unterschiedliche Energiezentren angesprochen werden, wenn man »Hmmmm« mit verschiedenen Vokalen davor summt. Experimentieren Sie einfach damit und finden Sie heraus, was Sie heute in Ihre Mitte führt.

Sobald Sie sich im Selbst präsent fühlen, richten Sie die Aufmerksamkeit auf den Beschützer. Wie empfinden Sie ihn in diesem Moment? Hat er sich stark verändert, seit Sie angefangen haben, an ihm zu arbeiten? Vergewissern Sie sich, dass er weiß, wer Sie sind. Dann können Sie ihn fragen: »Hast du beobachtet, was mit dem Verbannten passiert ist, den du beschützt hast? Hast du den Eindruck, dass deine Rolle sich verändert hat? Möchtest du auch entlastet werden?«

Notieren Sie unten die Erfahrungen, die Sie bei diesem Vorgang machen.

Beschützer: ____

Rolle des Beschützers: ______________________________________

Last des Verbannten: ____

Ist der Beschützer jetzt bereit, seine Rolle loszulassen? ______________

____

Falls nicht, weshalb nicht?

_____ Er beschützt noch weitere Verbannte.

_____ Er hat Angst, seine Rolle loszulassen.

_____ Er hat Angst, dass die Veränderung nicht von Dauer sein wird.

_____ Andere Befürchtungen

Wie haben Sie dem Beschützer bei seinen Befürchtungen geholfen, damit er sich bei dem Entlastungsprozess wohler fühlt? ________________

____

Als Sie den Beschützer entlastet haben, wohin wollte er seine Last abgeben?

____

Welche Eigenschaften, die in der Zukunft besonders nützlich sein werden, wollte der Beschützer in sich aufnehmen?

____

Wollte er eine neue Rolle spielen und welche? __________________

____

____

Sind irgendwelche Teile vorhanden, die sich bei diesen Veränderungen unwohl fühlen? ____________________

____

Was sind deren Befürchtungen? ____________________

____

Wie haben Sie diese Teile beruhigt? ____________________

____

Wenn Sie zu der ursprünglichen Situation zurückkehren und sich vorstellen, Sie wären wieder darin, was empfinden Sie da?

____

____

Wurden dabei irgendwelche Teile aktiviert? ____________________

____

Müssen Sie in der Zukunft noch an etwas arbeiten? ____________________

____

____

____

____

BEISPIEL Einen Beschützer entlasten

Beschützer 1: *Zorniger Verteidiger.*

Rolle des Beschützers: *Verhindert, dass das kleine Mädchen wieder verletzt und zurückgewiesen wird, indem er andere Leute wegstößt.*

Last des Verbannten: *Zurückweisung durch Klassenkameraden und eine Lehrerin.*

Ist der Beschützer jetzt bereit, seine Rolle loszulassen: *Ja. Er will mit dem kleinen Mädchen und dem Selbst spielen. Spürt keine Notwendigkeit, entlastet zu werden.*

Beschützerin 2: *Innere Kritikerin.*

Rolle der Beschützerin: *Schützt das kleine Mädchen, indem sie es kritisiert, damit es kein Risiko beim Kontakt mit anderen Leuten eingeht.*

Ist die Beschützerin jetzt bereit, ihre Rolle loszulassen? *Nein.*

Falls nicht, weshalb nicht? *Sie hat Angst, ihre Rolle aufzugeben. Weiß nicht, was sie tun würde, wenn sie das kleine Mädchen nicht mehr kritisiert, um es zu beschützen.*

Wie haben Sie der Beschützerin bei ihren Befürchtungen geholfen, damit sie sich bei dem Entlastungsprozess wohler fühlt? *Ich habe ihr gesagt, dass sie eine neue Rolle übernehmen kann, wenn sie die alte loslässt.*

Als Sie die Beschützerin entlastet haben, wohin wollte sie dann ihre Last(en) abgeben? *Ins Feuer.*

Welche Eigenschaften, die in der Zukunft besonders nützlich sein werden, wollte die Beschützerin in sich aufnehmen? *Großzügigkeit, Sorglosigkeit, Friedlichkeit.*

Wollte sie eine neue Rolle spielen und welche? *Ja, sie will das kleine Mädchen dabei unterstützen, das Beste aus sich zu machen.*

Sind irgendwelche Teile vorhanden, die sich bei diesen Veränderungen unwohl fühlen? *Nein.*

Wenn Sie zu der ursprünglichen Situation zurückkehren und sich vorstellen, Sie wären wieder darin, was empfinden Sie da? ***Ich stelle mir vor, dass ich in der Schule eine richtig gute Freundin hatte, und ich erkenne, was das für meine Fähigkeit bedeutet hätte, als Erwachsene befriedigende Beziehungen aufrechtzuhalten.***

ÜBUNG Weitere Beobachtung eines Beschützers

Wählen Sie einen Beschützer, der seine Rolle losgelassen hat. Im Lauf der kommenden Woche werden Sie beobachten, ob er aktiviert wird.

Vorbereitung: Beantworten Sie bitte die folgenden Fragen, um in den betreffenden Momenten aufmerksam zu sein.

Welche Situationen oder Personen aktivieren häufig diesen Beschützer?

____

____

____

Wann wird so etwas in der kommenden Woche wahrscheinlich passieren?

____

An welchen Körperempfindungen, Gedanken, Verhaltensweisen oder Emotionen werden Sie erkennen, dass der Beschützer ausgelöst wurde?

____

____

Praxis

Achten Sie in Situationen, in denen der Beschützer normalerweise aktiviert wird, darauf, ob das tatsächlich geschieht oder nicht. Wenn er nicht aktiviert wird, nehmen Sie wahr, inwiefern Sie jetzt anders empfinden und handeln als vorher.

Datum	Situation	Gedanken	Körper-empfindungen	Gefühle	Verhalten

Genießen Sie die Veränderungen, die Sie durchlaufen haben. Wie wollen Sie Ihren Erfolg feiern?

Wenn der Beschützer aktiviert wird, stellen Sie fest, wodurch das passiert ist und wovor er Angst hat.

Behalten Sie diese Faktoren im Blick, damit Sie wissen, welche zusätzliche Arbeit in einer zukünftigen Sitzung nötig ist, um die Verwandlung dieses Beschützers zu vollenden.

Kapitel 19

Eine Sitzung abschließen

Immer wenn Sie eine Sitzung abschließen, ist es eine gute Idee, respektvoll mit allen Teilen Kontakt aufzunehmen, mit denen Sie sich bisher beschäftigt haben.

1. Danken Sie dem Ziel-Teil dafür, dass er sich für Sie geöffnet hat. Wenn Sie länger mit ihm arbeiten, sagen Sie ihm, dass Sie zu ihm zurückkehren werden. Bestätigen Sie noch einmal alle Vereinbarungen, die Sie während der Arbeit mit ihm getroffen haben. Wenn Sie diesen Prozess bereits abgeschlossen haben, nehmen Sie Kontakt zu ihm auf, um festzustellen, wie es ihm geht.
2. Wenn Sie mit einem Beschützer gearbeitet haben, der Ihnen die Erlaubnis erteilt hat, sich mit einem Verbannten zu beschäftigen, danken Sie dem Beschützer und fragen ihn, wie er Ihre Arbeit mit dem Verbannten empfindet.
3. Danken Sie auch allen besorgten Teilen dafür, dass sie beiseitegetreten sind und Ihnen erlaubt haben, sich mit dem Verbannten zu beschäftigen. Stellen Sie fest, ob diese Teile gesehen haben, was geschehen ist, und welche Auswirkung es auf sie hatte.

Spüren Sie in sich hinein, ob irgendwelche weiteren Teile etwas zu sagen haben, bevor Sie die Sitzung beenden. Falls ja, begrüßen Sie diese Teile und verbringen Sie etwas Zeit damit, sich mit ihren Bedenken zu beschäftigen.

Kapitel 20

Mit einem Partner zusammenarbeiten

Die Bedeutung von Partnerarbeit

Um dieses Praxisbuch optimal zu nutzen, sollten Sie regelmäßig IFS praktizieren. Jedes Kapitel skizziert eine Grundidee und enthält Übungen, mit denen die Konzepte verständlich werden, sodass sie Bedeutung für Ihre Psyche und Ihr Leben gewinnen können. Im Allgemeinen klappt das am besten, wenn man sich mit einem Partner oder einer Partnerin zusammentut. Beide arbeiten dann abwechselnd an sich, während der jeweils andere als Zeuge dient und Unterstützung bietet. Selbst mit einer so wirksamen und respektvollen Methode, wie IFS sie darstellt, ist es nicht leicht, sich für den tief im eigenen Innern liegenden Schmerz zu öffnen. Wenn jemand da ist, der das, was Sie erleben, beobachtet, wird die ganze Erforschung leichter, weil dadurch eine schützende Umgebung für Ihre verwundeten und verteidigten Teile entsteht. Selbst ein schweigender Zeuge stellt durch seine Gegenwart eine Unterstützung dar, die für die meisten Menschen ausgesprochen hilfreich ist.

Wie Partnerarbeit aussehen kann

Bevor die beiden Partner mit ihrer Erforschung beginnen, sprechen sie darüber, welche Art Unterstützung sie bei ihrer Arbeit an sich haben möchten. Wenn die Methode neu für Sie ist, empfehlen wir, dass Sie am Anfang der gemeinsamen Arbeit als stiller Zeuge wirken. Während Ihnen der IFS-Prozess und vielleicht auch die Beziehung zum Partner vertrauter werden, können Sie aktiver teilnehmen und schließlich behutsam Hilfe bieten.

Der Erforscher

Wer der Erforscher ist, dirigiert die Sitzung und ist für das, was geschieht, verantwortlich. Das ist anders als in der Psychotherapie, wo Therapeut oder Therapeutin mehr Verantwortung für das Vorgehen haben. Wenn Sie mit jemandem aus Ihrem Freundeskreis Peer-Arbeit machen, kann der Partner zwar hilfreich für Sie sein, weiß jedoch eventuell nicht mehr über IFS und die therapeutische Arbeit als Sie selbst. Deshalb kann er keine Verantwortung für das übernehmen, was in der Sitzung passiert, wie es ein Therapeut tun würde. Es liegt daher an Ihnen, die Sitzung so durchzuführen, wie es für Sie sinnvoll ist. Zum Beispiel ist es Ihre Aufgabe zu beurteilen, wie schnell oder langsam der Prozess verlaufen soll und wie tief Sie bestimmte Themen erforschen wollen. **Sie selbst** behalten den Überblick darüber, was in der Sitzung geschieht und wo Sie sich gerade im Rahmen des IFS-Prozesses befinden. Sie sind für die Entscheidung verantwortlich, mit welchen Teilen Sie sich beschäftigen und wie weit Sie in schmerzhafte oder verwundbare Orte in Ihrer Psyche vordringen. Der Zuhörer spielt zwar eine wichtige Rolle, aber Sie sitzen am Ruder.

Möglichkeiten des Zuhörens

Erste Stufe: Stiller Zeuge

Ihre Aufgabe ist es, so gut wie möglich im Selbst zu bleiben. Nehmen Sie sich am Anfang also etwas Zeit, sich zu zentrieren und zu erden. Spüren Sie, dass der Stuhl, auf dem Sie sitzen, Sie trägt, folgen Sie eine Weile Ihrem Atem und bitten Sie alle Teile, die gerade aktiviert sind, Ihnen genügend Raum zu lassen, um präsent zu sein.

Während Ihr Partner sein Inneres erforscht, sagen Sie nichts, falls er Sie nicht um Unterstützung bittet. Das zementiert die Vorstellung, dass der Erforscher das Ruder in der Hand hat und für die Sitzung verantwortlich ist. Er kann dadurch lernen, wie er an sich arbeiten muss, während Sie frei von jedem Gefühl der Verantwortung für das sind, was passiert. Nach jeder Sitzung haben Sie die Gelegenheit, dem Erforscher Feedback zu geben.

Während Ihr Partner sich erforscht, sollten Sie darauf achten, welche Teile in Ihnen selbst zum Vorschein kommen. Begrüßen Sie jeden Teil behutsam und bitten Sie ihn, Ihnen etwas Raum zu lassen, damit Sie ganz präsent sein können.

Zweite Stufe: Aktives Bezeugen

Wenn Sie als aktiver Zeuge fungieren, können Sie im geeigneten Moment, während Pausen oder dann, wenn Ihr Partner scheinbar nicht weiterkommt, behutsam Vorschläge machen. Ob er diese annimmt oder nicht, entscheidet er selbst. Behalten Sie im Kopf, dass Ihr Partner herausfinden muss, wie er weitermachen soll, wenn er stecken bleibt oder sich verirrt hat. Das gehört zum Prozess, den der Erforscher gerade durchläuft. Womöglich ist er eine Weile verwirrt und muss sich damit auseinandersetzen. Sie können ihn so unterstützen, wie es Ihnen richtig erscheint, sind jedoch nicht verpflichtet, ihn auf den richtigen Weg zu bringen, irgendwelche Schmerzen zu lindern oder ihn aus einer Sackgasse zu führen. Als aktiver Zeuge müssen Sie sich überlegen, ob ein Vorschlag in diesem Augenblick wirklich hilfreich ist; Sie machen Beobachtungen oder – sofern Sie die Erlaubnis haben – drücken Neugierde über Dinge aus, die gerade passieren. Suchen Sie aber keine Lösungen und geben Sie keine Ratschläge. Unterstützen Sie lediglich den Prozess und vertrauen darauf, dass er sich entfaltet.

Dritte Stufe: Unterstützung

Wenn Sie und Ihr Partner sich dazu bereit fühlen, können Sie über die Möglichkeit sprechen, dass Sie die Erforschung aktiver unterstützen. Gehen Sie dabei individuell und in Ihrem eigenen Tempo vor. Einer von Ihnen beiden könnte dafür bereit sein, bevor es der andere ist. Wenn Sie langsam vorgehen, haben Sie genügend Zeit, mit dem Prozess vertraut zu werden, bevor Sie eine aktive Rolle übernehmen. Dadurch werden Sie allmählich lernen, hilfreich zu sein, ohne dass Sie zu früh mit der Vorstellung belastet werden, Sie müssten wissen, was Sie sagen sollen. Denken Sie daran, dass Ihre Gegenwart und Ihre volle Aufmerksamkeit selbst dann sehr positiv für die Arbeit des Erforschers sind, wenn Sie kein einziges Wort sagen.

Möglichkeiten der Unterstützung

Hier finden Sie einige Möglichkeiten, wie Sie Ihren Partner bei der Erforschung seiner Teile unterstützen können. Es kann nützlich sein, dabei die Blätter mit dem Überblick (siehe Anhang A) zu verwenden, um zu verfolgen, bei welchem Schritt der Erforscher gerade steht. Ebenso nützlich ist es, sich Notizen über die Teile zu machen, die aufgetaucht sind.

- Geben Sie wieder, was Ihr Partner (oder ein Teil) gerade empfindet.
- Melden Sie sich, wenn Sie meinen, dass ein besorgter Teil in den Weg kommt, ohne dass Ihr Partner das merkt.
- Melden Sie sich, wenn Sie meinen, dass Ihr Partner mit dem Ziel-Teil verschmolzen ist, ohne es zu merken.
- Schlagen Sie Fragen vor, die man einem Teil stellen könnte. Ausdrü-

cken können Sie das so: »Du könntest den Teil fragen …« Auf diese Weise bleibt Ihrem Partner genügend Raum, den Vorschlag nicht anzunehmen.

- Schlagen Sie vor, welchen Schritt Ihr Partner als Nächstes tun könnte. Das kann (wie gerade beschrieben) in Form einer Frage an einen Teil geschehen. Sie können den Schritt aber auch konkret benennen, zum Beispiel so: »Vielleicht ist es jetzt an der Zeit, dem Teil Fürsorge zuzuwenden.«
- Weisen Sie darauf hin, ob ein Teil Ihrer Meinung nach ein Verbannter oder Beschützer ist, wenn das beeinflussen könnte, was als Nächstes passiert. Zum Beispiel: »Solltest du diesen Beschützer nicht erst besser kennenlernen, bevor du dich mit dem Verbannten beschäftigst?«
- Weisen Sie daraufhin, wenn Sie den Eindruck haben, dass Ihr Partner sich einem neuen Teil zugewandt hat, ohne das zu erkennen.
- Behalten Sie den ursprünglichen Ziel-Teil im Blick, während Ihr Partner sich mit besorgten Teilen beschäftigt, damit Sie ihm später helfen können, sich wieder dem Ziel-Teil zuzuwenden.
- Behalten Sie die besorgten Teile und Beschützer im Blick, die beiseitegetreten sind, damit Ihr Partner sich ihnen am Ende der Sitzung noch einmal zuwenden kann, um ihnen zu danken.

Denken Sie immer daran, dass der gerade an sich arbeitende Partner die Sitzung dirigiert. Sie müssen die oben aufgeführten Unterstützungsmöglichkeiten nicht ergreifen. Sagen Sie nur etwas, wenn Sie den Eindruck haben, dass es hilfreich sein wird.

Erforscher: Denken Sie daran, dass Sie die Sitzung dirigieren. Meinen Sie nicht, Sie müssten die Vorschläge Ihres Partners annehmen.

Feedback

Nachdem der Erforscher die Arbeit an sich abgeschlossen hat, kann es hilfreich sein, wenn Sie als Beobachter ihm Feedback geben. Tun Sie das nur in Bezug auf das, womit er sich beschäftigt hat, und konzentrieren Sie sich besonders auf den IFS-Prozess.

Wenn man sich auf diese Weise erforscht hat, fühlt man sich unter Umständen ziemlich verletzlich, weshalb es wichtig ist, behutsam und unterstützend Feedback zu geben. Bevor die beiden Partner zusammenarbeiten, müssen Sie darüber sprechen, wie sie es mit dem Feedback halten wollen. Jeder Partner hat das Recht, darum zu bitten oder es einzuschränken. Die Art und Weise, wie Feedback gegeben wird, muss nicht für beide gleich sein.

Einige Möglichkeiten, wenn Sie der Beobachter waren:

- Sie können darüber sprechen, wie Sie persönlich auf die Arbeit des Erforschers reagiert haben, solange diese Reaktionen nicht negativ waren oder verletzend wirken könnten. Am besten tun Sie das, indem Sie über Teile von Ihnen sprechen, die aktiviert wurden.
- Sie können ausdrücken, wie sehr die Arbeit Ihres Partners Sie bewegt hat, oder andere positive Reaktionen wiedergeben.
- Sie können erzählen, wenn Sie ähnliche Probleme haben wie die, mit denen der Erforscher sich beschäftigt hat. Bleiben Sie dabei rücksichtsvoll. Der Erforscher muss im Zentrum stehen, solange er seine Erfahrung verarbeitet. Wenn es an der Zeit ist, den Fokus zu verlagern, kann Ihre eigene Erfahrung voller zum Ausdruck kommen.
- Sie können dem Erforscher Fragen stellen, die sein Verständnis des Prozesses fördern, und dabei darauf hinweisen, wo seine Arbeit Ihr Interesse geweckt hat.
- Sie können Schritte des IFS-Prozesses erwähnen, die Ihr Partner ausgelassen hat.
- Sie können Teile nennen, die Ihrer Meinung nach mit dem Selbst verschmolzen waren.
- Sie können Teile nennen, die Ihrer Meinung nach aktiviert waren, ohne dass der Erforscher sie wahrgenommen hat.

Vergewissern Sie sich, dass Sie Ihr Feedback nicht wertend oder kritisch ausdrücken.

Wenn sich der Erforscher durch einen Teil des Feedbacks kritisiert fühlt, sollte er das sagen, damit so etwas zukünftig nicht mehr vorkommt. Lassen Sie dem Erforscher etwas Zeit, in sich hineinzuspüren und festzustellen, ob Teile aufgetaucht sind, die auf Ihr Feedback reagiert haben.

Dies ist nicht die richtige Gelegenheit, Ratschläge zu erteilen. Ihre Rolle als Zuhörer besteht darin, die Arbeit des Erforschers zu unterstützen und darauf zu vertrauen, dass ihm die aufrichtige Beschäftigung mit seinen Teilen die Klarheit bringt, die er braucht, um ein volleres Leben zu führen.

Der weitere Verlauf der Partnerarbeit

Vor Beginn jeder Sitzung sollten die beiden Partner sich darüber verständigen, wie viel und welche Art Unterstützung der Erforscher haben will. Will er durch jeden Schritt geführt werden und Fragen vorgeschlagen bekommen? Oder will er hauptsächlich selbst die Führung übernehmen und den Partner nur intervenieren lassen, wenn er Hilfe braucht? Das kann sich von Sitzung zu Sitzung ändern, weshalb es jedes Mal geklärt werden muss. Wichtig ist auch, während der Sitzung darauf zurückzukommen, wenn sich etwas ändern soll oder wenn etwas nicht funktioniert.

Wenn Sie regelmäßig mit jemandem zusammenarbeiten, sollten Sie darauf achten, ob sich zwischen Ihnen etwas entwickelt, was der gemeinsamen Arbeit in den Weg kommen könnte. Sprechen Sie das dann an und klären es, indem Sie über die Gefühle sprechen, die Ihre Teile haben. Dadurch kann die Beziehung zwischen den beiden Partnern auf fruchtbare Weise erforscht werden. Achten Sie darauf, alle Probleme offen ans Tageslicht zu bringen, und erklären Sie Ihrem Partner, dass Sie Ihre damit verbundenen Teile gern erforschen möchten.

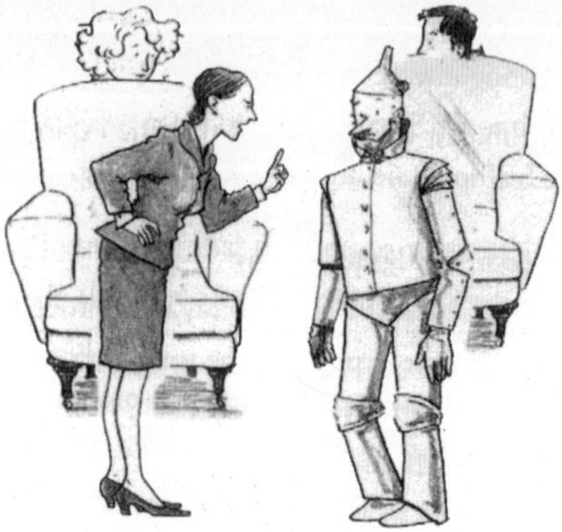

1 Die Paarbeziehung läuft über Beschützer

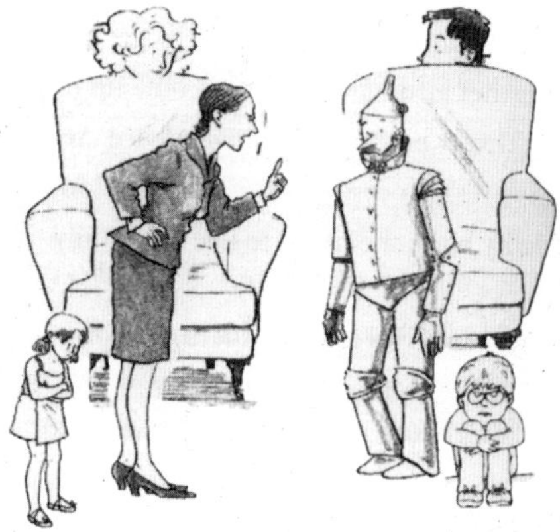

2 Hinter den Beschützern tauchen Verbannte auf

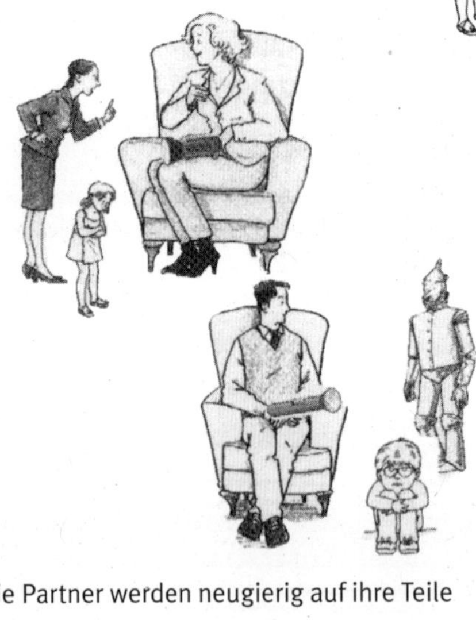

3 Die Partner werden neugierig auf ihre Teile

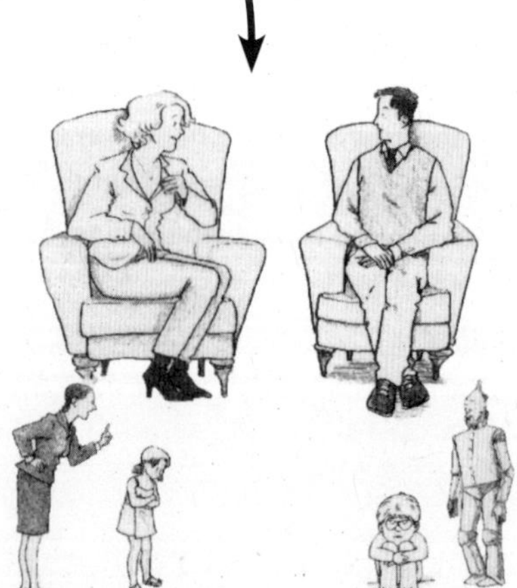

4 Das Paar ist im Selbst

Kapitel 21

IFS für Paare

Mitarbeit: Marla Silverman

Wir werden das, was Sie über Ihr inneres System gelernt haben, jetzt daraufhin untersuchen, wie es in einer Paarbeziehung zum Ausdruck kommt.

Alle Menschen wollen gehört und sich verstanden fühlen. Das gilt auch für Sie und Ihren Partner oder Ihre Partnerin. Zumindest auf der tiefsten Ebene ist es, verborgen unter allen Ängsten, vorhanden.

Wenn wir eine Paarbeziehung eingehen, hoffen wir, dass wir endlich jemanden haben, der uns mag, für uns sorgt, uns beschützt und dem unser Wohlergehen am Herzen liegt. Wir hoffen, dass unsere Sehnsüchte erfüllt, unsere inneren Kinder umsorgt und unsere Verbannten geheilt werden.

Sehen wir uns also an, was mit diesen Bedürfnissen, Hoffnungen und Sehnsüchten passiert, wenn sie auf die Bedürfnisse, Hoffnungen und Sehnsüchte Ihres Partners oder Ihrer Partnerin treffen. Was geschieht, wenn Sie sich verletzt, zornig, enttäuscht oder gar verwundet fühlen? Was geschieht, wenn der andere Ihre Beschützer als taktlos empfindet oder umgekehrt?

Schwierigkeiten bei der Paar-Interaktion

Wenn wir bei der Interaktion auf Probleme stoßen, sieht das oft so aus:

1. Wir interpretieren das Verhalten unseres Partners als verletzend, als takt- und gefühllos.
2. Wir fühlen uns verletzt und werden eventuell wütend.
3. Unsere Beschützer treten in Aktion, weshalb wir zum Beispiel den anderen angreifen, uns in uns zurückziehen, Erklärungen von uns geben, Forderungen stellen, Vorwürfe machen oder uns schämen.
4. Unser Partner fühlt sich angegriffen, nicht gesehen, unverstanden, missverstanden und/oder verlassen.
5. Die Beschützer unseres Partners treten in Aktion, um seine Verletzung zu lindern.
6. Wir sind frustriert und unglücklich. Vielleicht fühlen wir uns sogar hoffnungslos, weil wir den Eindruck haben, nie zu unserem Partner durchdringen zu können.

Wenn wir in der Lage sind, vom Selbst aus zu handeln, stehen uns unsere Kreativität und unsere Fähigkeit zur Verfügung, sowohl unseren Partner als auch uns selbst im Blick zu haben. Statt in alte Überzeugungsmuster und automatische Reaktionen zu verfallen, können wir:

- nach innen lauschen und unsere aktivierten Teile hören, unsere Beschützer und die damit verbundenen verletzten Verbannten
- unseren Verbannten Mitgefühl zuwenden
- unsere Verbannten vom Selbst aus beschützen
- **für** diese Teile sprechen und unserem Partner dabei mitteilen, was wir innerlich erleben.

Wenn wir unsere automatischen Reaktionen mit ihren Forderungen und Vorwürfen aufgeben, fühlt unser Partner sich allmählich sicherer uns gegenüber, und wenn andere sich im Umgang mit uns sicher fühlen, können sie mehr vom Selbst her kommen, statt ihren automatisch reagierenden Teilen Raum zu geben. Dann kommt es zu Momenten eines echten Kontaktes von Selbst zu Selbst. Wenn wir so miteinander umgehen, entstehen gegenseitiges Verständnis, Respekt, Mitgefühl, Freundschaft und Offenherzigkeit.

Häufig stellen Paare fest, dass sie immer wieder über dasselbe streiten. Dabei sind sie sich ihrer Gefühle und der aktivierten Teile oft nicht bewusst. Die immer selben Teile des einen Partners lösen bekannte Teile des anderen aus. Es ist hilfreich, sich genauer mit solchen Dialogen zu beschäftigen, um zu sehen, welche Gefühle empfunden werden und welche Teile auftauchen.

BEISPIEL 1 Sich wiederholender Dialog

Dies ist ein Beispiel für den Dialog eines Paares, der immer wieder gleich abläuft.

SIMON:
Heute hatte ich im Büro einen echt anstrengenden Tag.

CHRIS:
Tja, ich auch.

SIMON:
Du fragst nie, wie es bei mir in der Arbeit läuft.
Dabei weißt du, dass ich Probleme habe.

CHRIS:
Du redest doch ständig über deine Arbeit.
Gestern Abend hast du dich die ganze Zeit über deinen Chef beklagt.

Simon:
Ja, ich hab davon erzählt,
aber du hast nicht richtig zugehört.

Chris:
Hab ich, und zwar eine halbe Stunde lang.

Simon:
Mir kannst du nichts vormachen. An dem, was ich erzählt hab, warst du überhaupt nicht interessiert.

Chris:
Egal, was ich tue, du bist nie zufrieden.
Es ist einfach nie genug.

Simon:
Du bist so abgestumpft, dass du dich bloß noch für dich selbst interessierst.

Chris:
Das kann doch nicht wahr sein!
Mit dir kann man einfach nicht reden.

Simon:
Immer wenn es zur Sache geht, machst du dicht.

ÜBUNG Sich wiederholende Interaktionen aufspüren

Denken Sie über die Interaktion mit Ihrem Partner/Ihrer Partnerin nach. Unwillentlich verfallen wir oft in immer wiederkehrende Dialoge, die uns frustrieren und den Eindruck vermitteln, wir würden nicht gehört. Zeichnen Sie hier einen solchen Dialog auf.

Ich:

Sie/Er:

Ich:

Sie/Er:

Ich:

Sie/Er:

ICH:

SIE/ER:

ICH:

SIE/ER:

ICH:

SIE/ER:

ICH:

SIE/ER:

BEISPIEL 2 Gefühle während des Dialogs

Dies ist ein Blick auf die Gefühle, die Simon und Chris bei ihrem Austausch empfunden haben:

SIMON SAGT:	GEFÜHLE:
Heute hatte ich im Büro einen echt anstrengenden Tag.	Fühlt sich in der Arbeit angreifbar und unzulänglich und hat Angst, bloßgestellt zu werden. Braucht dringend Bestätigung.

CHRIS SAGT:	GEFÜHLE:
Tja, ich auch.	Fühlt sich missachtet, so als würden ihre Bedürfnisse und Probleme nicht zählen. Denkt: Wann geht es eigentlich mal um mich? Simon beklagt sich immer über seine Arbeit, dabei habe ich meine eigenen Probleme.

SIMON SAGT:	GEFÜHLE:
Du fragst nie, wie es bei mir in der Arbeit läuft. Dabei weißt du, dass ich Probleme habe.	Fühlt sich allein und vernachlässigt.

CHRIS SAGT:	GEFÜHLE:
Du redest doch ständig über deine Arbeit. Gestern Abend hast du dich die ganze Zeit über deinen Chef beklagt.	Ist verletzt, weil Chris nicht gemerkt hat, dass sie am Vorabend versucht hat, ihn zu unterstützen.

SIMON SAGT:	GEFÜHLE:
Ja, ich hab davon erzählt, aber du hast nicht richtig zugehört.	Ist verletzt, weil Chris ihm nicht die Unterstützung geboten hat, die er brauchte.

CHRIS SAGT:	GEFÜHLE:
Hab ich, und zwar eine halbe Stunde lang.	Fühlt sich in der Defensive, verkannt und nicht gewürdigt.

SIMON SAGT:	GEFÜHLE:
Mir kannst du nichts vormachen. An dem, was ich erzählt hab, warst du überhaupt nicht interessiert.	Ist wütend und in der Defensive.

CHRIS SAGT:	GEFÜHLE:
Egal, was ich tue, du bist nie zufrieden. Es ist einfach nie genug.	Ist kritisch gegenüber Chris, fühlt sich zugleich unzulänglich und unfähig, ihn glücklich zu machen.

SIMON SAGT: Du bist so abgestumpft, dass du dich bloß noch für dich selbst interessierst.	**GEFÜHLE:** Fühlt sich verurteilt und igelt sich ein.
CHRIS SAGT: Das kann doch nicht wahr sein! Mit dir kann man einfach nicht reden.	**GEFÜHLE:** Fühlt sich unzulänglich, allein und hoffnungslos.
SIMON SAGT: Immer wenn es zur Sache geht, machst du dicht.	**GEFÜHLE:** Ist wütend und fühlt sich im Stich gelassen.

ÜBUNG Gefühle während eines Dialogs aufspüren

Verwenden Sie das Arbeitsblatt auf Seite 189, um die Gefühle zu notieren, die während des von Ihnen notierten Dialogs aufgetaucht sind. Nehmen Sie sich einen Moment Zeit, um nachzudenken, was Sie während des Dialogs empfunden haben. Wenn Sie mit Ihrem Partner zusammenarbeiten, wollen Sie das Blatt vielleicht gemeinsam ausfüllen. Wenn Sie alleine arbeiten, versetzen Sie sich bitte eine Weile in Ihr Gegenüber hinein. Versuchen Sie, das vom mitfühlenden Selbst aus zu tun. Wie gut kennen Sie eigentlich Ihre eigenen Gefühle? Was wissen Sie über die Gefühle Ihres Gegenübers und wodurch sie ausgelöst werden? Was wissen Sie über seine Teile? Was verbirgt sich hinter seiner und ihrer Reaktion?

BEISPIEL 3 Beim Dialog aktivierte Teile

Unsere Teile enthalten unsere Gefühle. Hier geht es um die Teile, die beim Dialog zwischen Simon und Chris wahrscheinlich ausgelöst wurden, und um deren vermutliche Absichten. Wie wir wissen, haben alle Teile positive Absichten für uns.

SIMON SAGT:	GEFÜHLE:	WAS DER TEIL WILL:
Heute hatte ich im Büro einen echt anstrengenden Tag.	Fühlt sich in der Arbeit angreifbar und unzulänglich und hat Angst, bloßgestellt zu werden. Braucht dringend Bestätigung. **AKTIVIERTER TEIL:** Unsicherer Teil.	Zuwendung und die Versicherung, dass Chris in Ordnung ist.

CHRIS SAGT:	GEFÜHLE:	AKTIVIERTER TEIL:
Tja, ich auch.	Fühlt sich missachtet, so als würden ihre Bedürfnisse und Probleme nicht zählen. Denkt: Wann geht es eigentlich mal um mich? Simon beklagt sich immer über seine Arbeit, dabei habe ich meine eigenen Probleme. **AKTIVIERTER TEIL:** Unsichtbarer Teil, der den Eindruck hat, er dürfte nicht darum bitten, was er will.	Was der Teil will: zum Ausdruck bringen, dass auch er Probleme hat. Schutz vor dem tristen Gefühl, dass die eigenen Bedürfnisse missachtet werden.

SIMON SAGT:	GEFÜHLE:	WAS DER TEIL WILL:
Du fragst nie, wie es bei mir in der Arbeit läuft. Dabei weißt du, dass ich Probleme habe.	Fühlt sich allein und vernachlässigt. **AKTIVIERTER TEIL:** Verlassenes Kind.	Gehört und umsorgt werden.

CHRIS SAGT:	GEFÜHLE:	WAS DER TEIL WILL:
Du redest doch ständig über deine Arbeit. Gestern Abend hast du dich die ganze Zeit über deinen Chef beklagt.	Ist verletzt, weil Chris nicht gemerkt hat, dass sie am Vorabend versucht hat, ihn zu unterstützen. **AKTIVIERTER TEIL:** Verkanntes Kind.	Ein bisschen Anerkennung und Würdigung dessen, was versucht wurde.

SIMON SAGT:	GEFÜHLE:	WAS DER TEIL WILL:
Ja, ich hab davon erzählt, aber du hast nicht richtig zugehört.	Ist verletzt, weil Chris ihm nicht die Unterstützung geboten hat, die er brauchte. **AKTIVIERTER TEIL:** Verletztes Kind.	Dass die verletzten Gefühle anerkannt werden.

CHRIS SAGT:	GEFÜHLE:	WAS DER TEIL WILL:
Hab ich, und zwar eine halbe Stunde lang.	Fühlt sich in der Defensive, verkannt und nicht gewürdigt **AKTIVIERTER TEIL:** Beschützender Teil.	Anerkennung.

SIMON SAGT:	GEFÜHLE:	WAS DER TEIL WILL:
Mir kannst du nichts vormachen. An dem, was ich erzählt hab, warst du überhaupt nicht interessiert.	Ist wütend und in der Defensive. AKTIVIERTER TEIL: Zorniger Beschützer.	Schutz vor dem Gefühl, verletzt zu werden und unbedeutend zu sein.

CHRIS SAGT:	GEFÜHLE:	WAS DER TEIL WILL:
Egal, was ich tue, du bist nie zufrieden. Es ist einfach nie genug.	Ist kritisch gegenüber Chris, fühlt sich zugleich unzulänglich und unfähig, ihn glücklich zu machen. AKTIVIERTER TEIL: Zorniger Beschützer.	Sich nicht unzulänglich fühlen.

SIMON SAGT:	GEFÜHLE:	WAS DER TEIL WILL:
Du bist so abgestumpft, dass du dich bloß noch für dich selbst interessierst.	Fühlt sich verurteilt und igelt sich ein. AKTIVIERTER TEIL: Zorniger Beschützer.	Einen Schutzwall für verletzte Teile schaffen.

CHRIS SAGT:	GEFÜHLE:	WAS DER TEIL WILL:
Das kann doch nicht wahr sein! Mit dir kann man einfach nicht reden.	Fühlt sich unzulänglich, allein und hoffnungslos. AKTIVIERTER TEIL: Zorniger Beschützer.	Sich unzulänglich, alleine und hoffnungslos fühlende Teile schützen.

Simon sagt:	Gefühle:	Was der Teil will:
Immer wenn es zur Sache geht, machst du dicht.	Ist wütend und fühlt sich im Stich gelassen. **Aktivierter Teil:** Zorniger Beschützer.	Das verlassene Kind beschützen.

ÜBUNG Teile aufspüren, die Gefühle enthalten

Sie haben dieses Arbeitsblatt bereits verwendet, um Ihre Gefühle während Ihres eigenen Dialogs zu notieren.

Erforschen Sie nun die Teile, die beim Dialog ausgelöst wurden. Was war die positive Absicht von allen? Fragen Sie jeden Teil, was er für Sie haben wollte, und wiederholen Sie dann immer die Frage: »Was wäre, wenn ich das bekommen hätte?« Das wird Ihnen helfen, die Schichten des Prozesses zu durchdringen und sich dem Kern anzunähern, der in der positiven Absicht jedes Teils liegt.

Versuchen Sie schließlich wie vorher, sich in die Erfahrung Ihres Partners einzufühlen und sich vorzustellen, was seine Teile so dringend für ihn haben wollten.

Ich sage:	Ich fühle: Aktivierter Teil:	Was der Teil für mich will:

Sie/Er sagt:	Sie/Er fühlt: Aktivierter Teil:	Was der Teil für sie/ihn will:

Ich sage:	Ich fühle: Aktivierter Teil:	Was der Teil für mich will:

Sie/Er sagt:	Sie/Er fühlt: Aktivierter Teil:	Was der Teil für sie/ihn will:

Ich sage:	Ich fühle: Aktivierter Teil:	Was der Teil für mich will:

Sie/Er sagt:	Sie/Er fühlt: Aktivierter Teil:	Was der Teil für sie/ihn will:

Sie haben jetzt Ihr reaktives (automatisches) Verhalten und die Teile erforscht, die bei Ihnen ausgelöst wurden, und Sie haben sich in die Verhaltensweise Ihres Partners und dessen aktivierte Teile eingefühlt. Treten Sie jetzt einen Schritt zurück, um das Gesamtbild mit etwas Abstand zu betrachten:

- Beide Partner streben nach Sicherheit und Geborgenheit.
- Beide verletzen einander, wenn sie versuchen, sich selbst zu schützen.
- Wenn beide sich reaktiv verhalten, sehen sie sich gegenseitig als Hindernis für die eigene Geborgenheit und Zufriedenheit.
- Beide wollen spüren, dass der andere sie sieht, hört, versteht und für sie sorgt.
- Die verletzlichen verbannten Teile müssen vom eigenen Selbst aus unterstützt werden.

Von diesem größeren, im Selbst verankerten Standpunkt aus können Sie Mitgefühl für sich selbst und für Ihr Gegenüber haben, und Sie können spüren, was es bedeutet, menschlich zu sein.

Wenn Ihnen das gelingt, sind Sie fähig, wohlüberlegt den richtigen Moment zu wählen, in dem Sie auf Ihren Partner zugehen können, um über die Schwierigkeiten zu sprechen, in die Sie miteinander immer wieder geraten.

Denken Sie daran, dabei langsam vorzugehen und innezuhalten, wenn einer von Ihnen beiden nervös wird und es nicht schafft, wieder eine ruhige, vom Selbst geführte Haltung einzunehmen.

Wahrscheinlich kennen Sie das schwierige Interaktionsmuster, an dem Sie gerade arbeiten, schon geraume Zeit. Deshalb sollten Sie mit Geduld und Respekt allmählich einen Schritt nach dem anderen tun. Das wird Sie dem Ziel einer positiven Kommunikationsweise schneller und sicherer näher bringen, als wenn Sie es übereilen.

Wenn Sie so vorgehen, werden Sie das gegenseitige Vertrauen aufbauen, nach dem Sie sich beide sehnen.

Wir entwickeln uns nicht alle im selben Tempo. Wenn Ihr Partner oder Ihre Partnerin noch nicht bereit ist, an sich zu arbeiten, üben Sie bitte keinen Druck aus. Wenn Sie sehen, wo Ihr Gegenüber festhängt, und wenn Sie Ihre eigenen verletzten und verwundeten Teile umsorgen, werden Sie nicht in die alte, schmerzhafte Dynamik verfallen. Um in einer Beziehung eine solche Dynamik entstehen zu lassen, müssen beide Partner beteiligt sein, aber nur einer ist nötig, um diese Dynamik zu verändern. Dass Ihr Partner oder Ihre Partnerin Ihnen im Moment nicht geben können, was Sie brauchen, muss Ihnen nicht gefallen, aber wenn Sie bereit sind, es zu erkennen und zu akzeptieren, können Sie einen Schritt zurücktreten und es vielleicht ein anderes Mal erneut versuchen.

Wir wünschen Ihnen Geduld und Mitgefühl, während Sie sich entwickeln und Vertrauen zu sich selbst und zu Ihrem Partner oder Ihrer Partnerin aufbauen.

Kapitel 22

Mit polarisierten Teilen umgehen

Zwei Teile sind polarisiert, wenn sie in Konflikt zueinander stehen und wenn beide meinen, sie müssten sich extrem verhalten, um die Gefühle oder Aktivitäten des anderen Teils zu kontern. Oft bezieht sich die Polarisation auf eine bestimmte Handlung oder Entscheidung, die unterschiedlich betrachtet wird. Dabei geht es nicht einfach nur darum, dass zwei Teile in Opposition sind oder einen Konflikt haben. Wenn Teile polarisiert sind, versucht jeder zu kompensieren, was der andere tut oder was der andere seiner Meinung nach tun wird. Selbst wenn zwei Teile in Opposition stehen, sind sie nur dann polarisiert, wenn beide wegen einer Handlung, einer Entscheidung oder einem Gefühl miteinander kämpfen. Nimmt einer der Teile nicht an der Auseinandersetzung teil, handelt es sich nicht um eine Polarisierung. Auf jeder Seite einer Polarisierung kann mehr als ein Teil stehen, es kann also polarisierte Teams von miteinander verbündeten Teilen geben.

Wenn Sie sich mit Polarisierungen beschäftigen, müssen Sie sich für die Teile auf beiden Seiten interessieren und sie kennenlernen. Ein Beschützerteil kann seine extreme Rolle oft erst aufgeben, wenn der mit ihm polarisierte Teil das ebenfalls tut, und wenn das für beide Teile gilt, müssen Sie sich gleichzeitig mit ihnen beschäftigen, damit das möglich wird. Richard Schwartz verwendet für das Verhalten solcher Teile das Beispiel eines Segelboots mit zwei Insassen, die sich jeweils über eine Seite des Boots lehnen. Jeder fürchtet, dass das Boot zum anderen hin kippen und kentern würde, wenn er auch nur ein kleines bisschen nachließe. Das Selbst muss daher mit beiden Teilen umgehen und ihnen helfen, sich gemeinsam in die Mitte zu bewegen.

Wenn zwei Teile polarisiert sind, übernimmt einer manchmal eine Weile die Führung, während der andere aufgibt. Dieser Zustand kann ein paar Stunden, Tage oder auch Jahre andauern. Später ändert sich vielleicht die Lage, und der andere Teil kommt ans Ruder.

Obwohl polarisierte Teile sich extrem verhalten, besitzen sie meistens eine Form von Energie oder eine Eigenschaft, die wichtig für uns ist. Sie muss nur in nicht extremer Form verfügbar sein. Daher dürfen Sie die positive Energie der beiden Teile nicht auslöschen oder verringern. Anders gesagt, streben Sie keinen faden Kompromiss zwischen den Teilen oder eine rein intellektuelle Einigung an. Das Ziel besteht darin, dass die Teile die Stärken und guten Absichten des jeweils anderen anerkennen und lernen zusammenzuarbeiten. Dadurch werden wesentlich mehr Kreativität und Kraft verfügbar, und sehr oft ergeben sich innovative Konfliktlösungen, die für beide Teile vollkommen zufriedenstellend sind.

Typische polarisierte Teile:

Esskontrolleur kontra Vielfraß
Zuchtmeister kontra Aufschieber
Zorn kontra braver Junge/braves Mädchen
Abhängiger oder verschmolzener Teil kontra Distanzhalter

Nennen Sie zwei Teile von Ihnen, die polarisiert sind.

Teil A ____________________ **Teil B** ____________________

Teile, die nicht polarisiert sind:

Schwimmer – Leser
Künstlerin – Mutter
Arbeiter – Sportler

Nennen Sie zwei Teile von Ihnen, die nicht polarisiert sind.

Teil A ______________________ **Teil B** ______________________

Manager und Feuerbekämpfer

Um das Phänomen der Polarisierung besser zu verstehen, muss man sich klarmachen, dass es zwei Arten von Beschützern gibt: Manager und Feuerbekämpfer. Manager sind eher strategische, organisierte, rationale Teile. Sie sind die Teile von uns, die im täglichen Leben agieren, damit wir darin funktionieren können. Sie haben ein breites Spektrum an Rollen, zum Beispiel halten sie einen Anschein von Ordnung und Regelmäßigkeit in unserem Leben aufrecht und sind das Rückgrat unserer Fähigkeit, etwas zu leisten und uns hervorzutun. Manager versuchen, unser Leben und unsere Psyche so zu arrangieren, dass der Schmerz von Verbannten nie zum Vorschein kommt. Beispiele für Manager sind: der Leistungsbringer, der Richter, der innere Kritiker, Vater und Mutter, Sohn und Tochter, der Haushälter, der brave Junge/das brave Mädchen und der Freund.

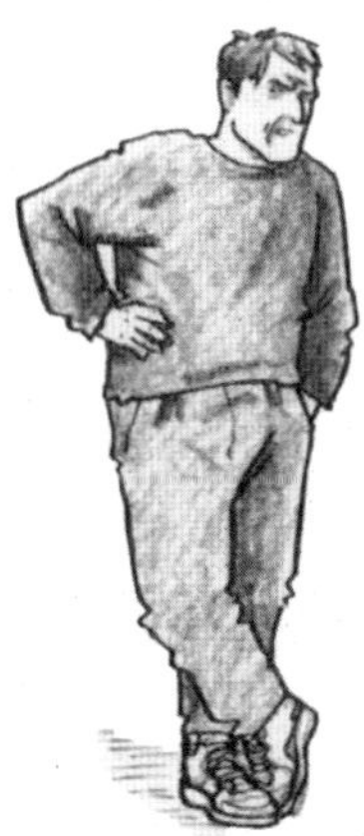

Feuerbekämpfer sind eher wie ein Notfallsystem. Sie sind impulsiv, spontan, irrational; sie handeln automatisch und oft übereilt. Das heißt, sie reagieren auf eine Situation, ohne ernsthaft über die Folgen ihres Handelns nachzudenken. Ausgelöst werden Feuerbekämpfer dadurch, dass die Gefühle der von

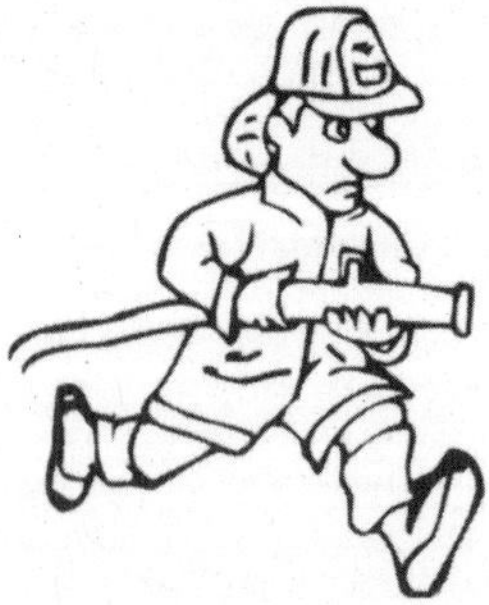

ihnen beschützten Verbannten drohen, an die Oberfläche zu kommen. Sobald ein Verbannter getriggert wird, reagieren sie impulsiv mit dem Versuch, uns von dem damit verbundenen Schmerz abzulenken oder ihn aus dem Bewusstsein zu drängen. Dadurch nehmen wir unter Umständen gar nicht wahr, dass dieser Schmerz in uns aufsteigt; wir registrieren nur die Reaktion des Feuerbekämpfers.

Manager handeln präventiv, Feuerbekämpfer reaktiv (also automatisch). Wenn man die Manager mit Erwachsenen vergleicht und die Verbannten mit Kindern, dann sind die Feuerbekämpfer Teenager, die impulsiv reagieren, um den brennenden Schmerz von Verbannten zu löschen.

Typische Feuerbekämpfer sind Teile, die Süchte nach Drogen, Alkohol, Wutausbrüchen, Nervenkitzel, Sex, Essen, Shopping, Glücksspiel, Lesen, Fernsehen und so weiter ausleben. Außerdem können sie die Form von betäubenden oder benebelnden Teilen annehmen, die sich durch Kopfschmerzen, Zerfahrenheit, Dissoziation oder plötzliches Einschlafen bemerkbar machen.

Unter Umständen sind Feuerbekämpfer sprachlich weniger kommunikativ und schwerer zugänglich als Manager. Ist das der Fall, müssen Sie mehr Zeit aufwenden, ruhig bei einem solchen Teil zu sein, um sein Vertrauen zu gewinnen. Wenn er Widerstand leistet, dürfen Sie ihn nicht dazu drängen, auf Sie zu reagieren oder Ihnen etwas von sich zu erzählen. Bleiben Sie einfach bei ihm, dann wird er mit der Zeit genügend Vertrauen fassen, um sich Ihnen zu öffnen.

Im Umgang mit Feuerbekämpfern ist es eventuell wesentlich schwerer, im Selbst zu sein, weil sie so destruktiv und so unzugänglich sind. Deshalb ist es nicht leicht, ihre Versuche zu würdigen, uns zu beschützen. Denken Sie immer daran, dass auch diese Teile tun, was sie für notwendig halten, um Sie vor unerträglichem Schmerz zu bewahren.

Manager reagieren auf vernünftige Argumente. Deshalb werden Sie normalerweise in der Lage sein, mit ihnen über ihre Situation und ihre Strategien zum Schutz ihrer Verbannten zu sprechen, und Sie werden es wahrscheinlich schaffen, einen Plan für Hilfe und Heilung auszuhandeln. Feuerbekämpfer hingegen reagieren auf Hoffnung. Sobald Sie begriffen haben, weshalb ein Feuerbekämpfer seine Rolle spielt, ist es hilfreich, ihm eine mögliche neue Rolle vorzuschlagen, etwa mit dieser Frage: »Wenn wir den Verbannten heilen könnten, damit du diese Rolle nicht mehr spielen musst, was würdest du dann am liebsten tun?« Das kann dem Feuerbekämpfer Hoffnung machen, dass er die Rolle, in der er sich gefangen fühlt, loslassen kann. Und wenn das der Fall ist, wird er Ihnen Erlaubnis erteilen, sich mit dem Verbannten zu beschäftigen.

Arten von Polarisierung

Feuerbekämpfer und Manager sind oft gegeneinander polarisiert. Da die Aktivität von Feuerbekämpfern gefährlich und selbstzerstörerisch sein kann, stehen Manager ihnen häufig kritisch gegenüber und versuchen, sie aufzuhalten oder ihr Verhalten einzuschränken. Feuerbekämpfer neigen zu Erregung und Intensität, Manager zu Kontrolle und Ordnung. Mit einer solchen Polarisierung müssen Sie eventuell umgehen, bevor Sie Erlaubnis erhalten, Kontakt zu dem Verbannten aufzunehmen, der von diesen beiden Teilen beschützt wird. Auftreten können Polarisierungen auch zwischen zwei Managern, zwei Feuerbekämpfern und einem Manager oder Feuerbekämpfer und einem Verbannten.

Typische Möglichkeiten, eine Polarisierung zu erkennen

- **Wegweiser**: Während Sie einen Wegweiser erforschen, werden Sie oft erkennen, dass Sie gegensätzliche oder widersprüchliche Reaktionen auf die Situation zeigen.

Beispiel: Sie haben einen Streit mit einer Freundin und erforschen die Teile am Wegweiser Ihrer Reaktion. Ein Teil ist zornig und will das so ausdrücken, dass die Freundin eifersüchtig wird. Ein anderer Teil hat Angst davor, für ein solches Verhalten negativ betrachtet und kritisiert zu werden; er will, dass Sie versöhnlich handeln. Offenbar sind die beiden Teile in einen Kampf darüber verwickelt, wie Sie sich verhalten sollten.

- **An Befürchtungen von Beschützern**: Wenn Sie einen Beschützer fragen, was passieren würde, wenn er seine Rolle nicht mehr spielen würde, hat er manchmal Angst vor den Aktionen eines polarisierten Teils (statt vor der Entdeckung des von ihm beschützten Verbannten).
Beispiel: Sie denken über eine finanzielle Investition nach und haben einen Beschützer, der Sie ständig warnt, Sie könnten das eingesetzte Kapital verlieren. Als Sie sich nach seiner Rolle erkundigen, sagt er, er habe Angst, Sie könnten den falschen Leuten vertrauen. Bei der weiteren Erforschung stellen Sie fest, dass Sie einen gefallsüchtigen Teil haben, der Angst davor hat, anderen Leuten die Stirn zu bieten und ihnen kritische Fragen zu stellen. Diese beiden Teile scheinen gegeneinander zu arbeiten.

- **Am Widerstand eines besorgten Teils**: Wenn Sie versuchen, einen bestimmten Teil kennenzulernen, und ein besorgter Teil hindert Sie daran, im Selbst zu sein, besteht womöglich eine Polarisierung zwischen dem besorgten Teil und dem Ziel-Teil.
Beispiel: Sie versuchen, an einem Projekt zu arbeiten, lassen sich aber ständig ablenken. Daraufhin werden Sie neugierig auf den Ablenker-Teil und fangen an, ihn zu erforschen. Dabei stellt sich heraus, dass ein besorgter Teil dem Ablenker sehr kritisch gegenübersteht, ihn als faul bezeichnet und nicht bereit ist, beiseitezutreten, damit Sie den Ablenker kennenlernen. Es könnte sich hier um einen Zuchtmeister handeln, der häufig mit dem Ablenker polarisiert ist.

- **An einer Polarisierung von Manager und Feuerbekämpfer:** Weil das Handeln von Feuerbekämpfern destruktiv sein kann, versuchen Manager, sie aufzuhalten oder einzuschränken.
Beispiel: Ein Feuerbekämpfer, der durch eine stressige Situation (wie den Verlust der Arbeitsstelle) ausgelöst wird, würde gern davonrennen oder sich sinnlos betrinken. Daraufhin versucht ein innerer Kontrolleur, ihn daran zu hindern oder – wenn das nicht gelingt – ihn zu beschämen oder heftig zu kritisieren.

- **An einem inneren Kampf:** Wenn Sie meinen, im Selbst zu sein, aber mit einem Teil kämpfen, den Sie für destruktiv halten, kann es sich in Wirklichkeit um eine Polarisierung handeln. Das Selbst liefert sich keine Kämpfe mit irgendwelchen Teilen, weshalb wahrscheinlich ein Teil aktiviert ist, der mit dem »destruktiven« Teil polarisiert ist.
Beispiel: Ein Teil von Ihnen ärgert sich darüber, wie viel Arbeit man Ihnen aufgebürdet hat, und will Ihrem Chef die Meinung sagen. Während Sie versuchen, ihn aufzuhalten, glauben Sie, im Selbst zu sein, aber alles, was Sie sagen, scheint den verärgerten Teil nur zu verfestigen oder anzustacheln. Schließlich stellen Sie fest, dass Sie gerade mit einem eingeschüchterten Teil oder einem braven Jungen/Mädchen verschmolzen sind, statt im Selbst zu sein.

Schritte beim Umgang mit Polarisierungen

1. Polarisierte Teile erkennen

Beispiel

	TEIL A	**TEIL B**
NAME DES TEILS	**ZUCHTMEISTER**	**AUFSCHIEBER**
Wie fühlt er sich in Ihrem Körper an?	*Energiegeladen, konzentriert, Kribbeln in Armen und Bauch*	*Angespannt, zurückgezogen, müde*
Wie sieht er aus?	*Vorwärtsdrängender Schneepflug*	*Kind mit schweren Fesseln an den Fußknöcheln*
Was sagt er?	*Auf geht's! Mach schon! Du hast viel zu tun. Los, an die Arbeit, du darfst keine Zeit vergeuden!*	*Es ist leichter, das später zu tun. Setz dich nicht so unter Druck. Du musst sicher sein, dass es das Richtige ist. Was ist, wenn ich es nicht schaffe? Oder wenn ich es eigentlich gar nicht will?*

2. Sich von beiden Teilen lösen, um im Selbst zu sein

Dabei können Sie beide Teile auf irgendeine Weise wahrnehmen, zum Beispiel sie vor sich sehen. Hilfreich kann es auch sein, sich hinzusetzen und die Hände nach oben gewandt auf die Oberschenkel zu legen. Stellen Sie sich vor, dass Sie in jede Hand eine Seite der Polarisierung legen. Atmen Sie ein paarmal tief in den Bauch und finden Sie den Ort in sich, der keiner der Teile ist – nur Sie allein.

Lösen Sie sich – wie in Kapitel 5 beschrieben – von jedem Teil. Sagen Sie beiden, dass Sie sie gerne kennenlernen wollen, und bitten Sie sie, Ihnen etwas Raum zu lassen. Stellen Sie fest, ob irgendwelche besorgten Teile im Weg sind.

Beispiel:

	Zuchtmeister	**Aufschieber**
Bereit, sich zu lösen?	*Ja*	*Nein*
Befürchtungen davor, sich zu lösen	*Nein*	*Befürchtet, an Macht zu verlieren*
Besorgte Teile, die auftauchen	*Keine*	*Angst, herumgeschubst zu werden*

3. Die Rolle und die positive Absicht jedes Teils und den Konflikt mit dem anderen Teil klären

Beschäftigen Sie sich mithilfe der Schritte B2 bis B5 nacheinander mit jedem Teil und folgen Sie der in Kapitel 7 beschriebenen Methode, einen Beschützer kennenzulernen. Finden Sie, während Sie das tun, heraus, welche Gefühle dieser Teil dem polarisierten Teil entgegenbringt und welche Geschichte eventuell damit verbunden ist.

Während Sie sich mit Teil A beschäftigen, mischt sich womöglich Teil B ein und stört den Prozess, weil er sich bedroht fühlt. Wenn das passiert, verhandeln Sie erneut mit ihm und stellen Sie fest, ob er Ihnen genügend vertraut, um Sie weitermachen zu lassen. Ist das nicht der Fall, müssen Sie sich vielleicht zuerst mit Teil B beschäftigen.

Beispiel:

	ZUCHTMEISTER	**AUFSCHIEBER**
Rolle in Ihrem System	*Voranschreiten und Ziele erreichen. Dinge erledigen. Neues versuchen.*	*Unangenehme Gefühle, Risiken, Bloßgestelltwerden, Gefahren und Entwicklung vermeiden.*
Positive Absicht für Sie	*Anerkannt werden, sich tüchtig, fähig, zufrieden mit sich und stolz fühlen. In die Welt hinausgehen und Erfolg haben.*	*Nicht überfordert werden. Sich behaglich und geborgen fühlen.*
Konflikt mit dem anderen Teil	*Der Aufschieber kommt mir dauernd in den Weg. Er benebelt mich und macht mich müde und vergesslich. Alles wird durch ihn schwieriger.*	*Der Zuchtmeister setzt mich ständig unter Druck. Ich versuche bloß, mich zu entspannen und mir Zeit zu lassen. Er drängt mich immer, Dinge zu tun, vor denen ich Angst habe und die ich nicht tun will.*
Befürchtungen	*Wir werden nie etwas hinbekommen oder etwas Neues versuchen. Ich werde mein Leben nicht leben können, werde nichts leisten und keine Anerkennung bekommen.*	*Ich will keinen Dingen ausgesetzt werden, die gefährlich und bedrohlich sind. Ich habe Angst, verlassen, verletzt oder zurückgewiesen werden.*

4. Eine vertrauensvolle Beziehung zu beiden Teilen aufbauen

Beschäftigen Sie sich – wie in Kapitel 6 beschrieben – mit jedem Teil, damit er spürt, dass Sie im Selbst sind, und bereit wird, mit Ihnen zusammenzuarbeiten. Machen Sie ihm klar, dass Sie verstehen, weshalb er sich so verhält, wie er es tut, und dass Sie seine Anstrengungen Ihretwegen würdigen. Arbeiten Sie daran, alles vorhandene Misstrauen zu besänftigen.

Beispiel:

	Zuchtmeister	**Aufschieber**
Was der Teil vom Selbst braucht, um Vertrauen zu haben.	*Er muss erkennen, dass er gehört wird und dass seine Ziele als wichtig gewürdigt werden.*	*Geduld und Verständnis für seine Befürchtungen.*

5. Entscheiden, ob man sich mit einem Verbannten oder der Entpolarisierung beschäftigt

Sobald Sie eine Verbindung zu jedem polarisierten Teil aufgenommen haben, müssen Sie entscheiden, wie Sie weiter vorgehen wollen, bevor Sie die Situation entpolarisieren und eine Zusammenarbeit zwischen den Teilen fördern. Es gibt zwei Möglichkeiten:

- Den oder die Verbannten entlasten, die von einem oder beiden Teilen beschützt werden. Folgen Sie dabei der in Kapitel 11 bis 17 beschriebenen Methode zum Umgang mit Verbannten.
- Einen der Entpolarisierung dienenden Dialog zwischen den beiden Teilen herstellen.

Beispiel:

	Zuchtmeister	Aufschieber
Ist der Teil bereit zu einem Entpolarisierungsdialog?	*Ja*	*Nein*
Falls nicht, will er, dass Sie sich mit dem beschützten Verbannten beschäftigen?		*Ja*
Beschützer Verbannter		*Beschämtes Kind*

6. Erlaubnis von beiden Teilen erhalten, vom Selbst aus einen Entpolarisierungsdialog mit dem jeweils anderen Teil zu führen

Fragen Sie jeden Teil einzeln, ob er bereit ist, mit dem anderen Teil einen Dialog zu führen, um den Konflikt zu lösen. Wenn einer das nicht ist, fragen Sie ihn, was er bei einem solchen Dialog befürchtet, und versichern Sie ihm, dass Sie nichts Destruktives zulassen werden. Oft hat ein Teil Angst, dass der andere ihn angreifen oder die Führung über Sie übernehmen und etwas Gefährliches tun könnte. Erklären Sie, dass Sie im Selbst bleiben und nicht zulassen werden, dass der andere Teil die Führung übernimmt oder einen Angriff startet.

Einen Entpolarisierungsdialog in die Wege leiten

Dialoge können stattfinden:

1. **Innerlich:** Während Sie im Selbst bleiben, stellen Sie sich bildlich vor, wie die Teile miteinander sprechen, oder Sie hören ihnen dabei zu. Dabei können Sie sich abwechselnd auf ihre beiden Hände konzentrieren.
2. **Äußerlich:** Platzieren Sie Kissen oder Stühle als Vertretung für die Teile. Dann können Sie entweder Ihren Sitzplatz wechseln oder auch nur den Blick verlagern, während die beiden Teile laut miteinander sprechen.
3. **Kombiniert:** Sie richten zwei Sitzplätze ein. Während Sie sich abwechselnd auf den einen und den anderen setzen, spüren Sie nach, was der betreffende Teil momentan empfindet, ohne es laut zu sagen.

7. Jeder Teil äußert seine Position und reagiert dann auf den anderen

Lassen Sie die polarisierten Teile erst ihre sich widersprechenden Positionen darstellen, auch wenn das noch kein echter Dialog ist. Dadurch erhalten Sie ein klares Verständnis der Polarisierung und erfahren, wie jeder Teil reagiert und den anderen kontert. Erlauben Sie den beiden jedoch nicht, sich anzugreifen. Wenn beide sich geäußert haben, können Sie daran gehen, einen Dialog zwischen ihnen zustande zu bringen.

Sobald die beiden polarisierten Teile einen Dialog begonnen haben, bitten Sie beide zu sagen, was ihre positive Absicht für Sie ist und wen sie zu beschützen versuchen, wenn sie das noch nicht mitgeteilt haben. Dadurch entwickelt der Dialog sich allmählich zu mehr als einer simplen Darstellung der eigenen Position.

Beispiel:

	ZUCHTMEISTER	**AUFSCHIEBER**
Grundposition	*Ich will im Leben vorwärtskommen, etwas zustande bringen, was ich für wertvoll halte, und mit neuen Dingen experimentieren, die mich erfüllen.*	*Ich will mich geborgen fühlen und vermeiden, in Situationen gedrängt zu werden, die mich nervös machen oder in denen ich in Gefahr bin, zu scheitern oder mich zu blamieren.*
Reaktion auf den anderen Teil	*Deine Ängste halten mich davon ab, etwas Neues zu versuchen, deshalb bin ich frustriert und zornig auf dich. Sobald ich mich für etwas begeistere, kommst du mir in den Weg.*	*Ich habe bisher ein beschämtes Kind beschützt. Inzwischen haben wir angefangen, es zu heilen, und es ist weniger gefährdet. Aber ich muss darauf vertrauen können, dass du meine Befürchtungen ernst nimmst und dich nicht einfach kopfüber in unangenehme Situationen stürzt oder dich übernimmst.*

8. Die Teile hören einander zu und reagieren entsprechend (echter Dialog)

Bitten Sie nun beide Teile, wirklich zu hören, was der andere sagt, bevor sie das nächste Mal reagieren. Sie können die beiden sogar bitten, das Gehörte explizit zur Kenntnis zu nehmen. Bitten Sie sie anschließend, bei ihrer Reaktion zu berücksichtigen, was dem anderen Teil wichtig ist. Das heißt nicht, dass sie dem anderen zustimmen müssten; sie sollen nur zuhören und entsprechend reagieren. Dadurch beginnt ein echter Dialog. Außerdem erschließt sich ein Zugang zum Selbst in jedem Teil beziehungsweise seinem »gesunden« Aspekt. Wenn es Ihnen angebracht vorkommt, können Sie beide Teile bitten, eine Lösung vorzuschlagen, die die Befürchtungen und Bedürfnisse des anderen in Betracht zieht.

Beispiel:

	Zuchtmeister	**Aufschieber**
Achten Sie auf Veränderungen im Verlauf des Dialogs	*Ich bin froh, dass du für den kindlichen Teil gesorgt hast. Ich bin bereit, mich mit dir zu beraten, wenn du bei Entscheidungen vernünftig bist.*	*Ich will mich geborgen fühlen und vermeiden, in Situationen gedrängt zu werden, die mich nervös machen oder in denen ich in Gefahr bin, zu scheitern oder mich zu blamieren.*

9. Auflösung der Polarisierung

Eine Polarisierung kann auf zwei verschiedene Arten aufgelöst werden. Oft sind die beiden Teile uneins über etwas Bestimmtes, was sie unterschiedlich tun wollen. Eine Stufe der Auflösung besteht darin zu entschließen, was man tatsächlich tut. Es gibt jedoch eine tiefere und bedeutsamere Art der Auflösung, bei der die beiden Teile lernen, sich gegenseitig zu schätzen und zusammenzuarbeiten. Das hat eine größere Wirkung, weil es zukünftige Entscheidungen und Gefühle beeinflusst, die mit der Spaltung zwischen diesen Teilen zu tun haben.

Auflösungen beider Art können sich bei jedem Schritt des Prozesses ergeben. Manchmal kommt es schon dazu, indem man die Teile vom Selbst aus kennenlernt, und manchmal am Beginn des Dialogs. In anderen Fällen kommen Sie an diesen Punkt im Dialog, ohne dass es eine Lösung gibt. Dann können Sie im Selbst eingreifen und helfen, eine zu finden. Wenn Sie den Dialog äußerlich durchführen, setzen Sie sich dazu auf einen dritten Stuhl (oder ein Kissen), der das Selbst darstellt. Wenn Sie innerlich arbeiten, sprechen Sie einfach vom Selbst aus.

Indem Sie den Dialog vom Selbst aus beobachten, werden Sie manchmal eine Lösung erkennen, die für beide Teile annehmbar ist, ohne dass diese sie sehen können. Diese Lösung können Sie anbieten und schauen, ob beide zustimmen. Selbst wenn die Teile das nicht sofort tun, lenkt eine solche Intervention den Dialog oft in eine fruchtbare Richtung. Abgesehen davon können Sie mit jedem Teil verhandeln, um festzustellen, ob er seinen extremen Standpunkt mäßigt, wenn Sie den anderen Teil dazu bringen, das ebenfalls zu tun. Das kann zu einer Auflösung führen.

Beispiel:

	ZUCHTMEISTER	**AUFSCHIEBER**
Auflösung	*Ich will, dass wir uns entwickeln und ein erfüllteres Leben haben, und das sollst du würdigen. Wir sind jetzt erwachsen und werden unterstützt, weshalb wir mit unseren Talenten allerhand aufregende Dinge machen können. Ich schätze die kindliche Freude, die du mitbringst, und ich will mit dir zusammenarbeiten.*	*Ich spüre deine Unterstützung und weiß zu schätzen, dass du mehr mit der äußeren Welt verbunden bist als ich und mehr mit uns vorhast. Danke, dass du bereit bist, dich mit mir zu beraten. Ich werde versuchen, deine Begeisterung zu teilen und an die Möglichkeiten zu glauben, über die wir jetzt verfügen.*

ÜBUNG Eine Polarisierung erforschen

Wählen Sie eine Polarisierung, die Sie gerne erforschen möchten. Nutzen Sie die Informationen aus der ersten Hälfte des Kapitels, während Sie den Schritten unten folgen.

1. Polarisierte Teile erkennen

Nehmen Sie sich etwas Zeit, um sich in die Situation einzufühlen, für die Sie sich interessieren. Vergewissern Sie sich, dass die betreffenden Teile tatsächlich polarisiert sind. Sind sie mit einer gegensätzlichen Energie aufgeladen? Richten Sie die Aufmerksamkeit abwechselnd auf die beiden Teile, während Sie die folgenden Fragen beantworten:

	Teil A	**Teil B**
Name des Teils		
Wie fühlt er sich in Ihrem Körper an?		
Wie sieht er aus?		
Was sagt er?		

2. Sich von beiden Teilen lösen, um im Selbst zu sein

Lassen Sie beide Teile wissen, dass Sie sie verstehen und die Beziehung zwischen ihnen erforschen wollen. Stellen Sie fest, ob die beiden daraufhin bereit sind, sich von Ihnen zu lösen, damit das geschehen kann. Denken Sie daran, dass Sie die Schritte B2 bis B5 (siehe Anhang A, Seite 215) erst einmal mit einem Teil durchlaufen können, bevor Sie zum anderen übergehen.

	TEIL A	**TEIL B**
Bereit, sich zu lösen?		
Befürchtungen davor, sich zu lösen?		
Besorgte Teile, die auftauchen?		

3. Die Rolle und die positive Absicht jedes Teils und den Konflikt mit dem anderen Teil klären

	TEIL A	**TEIL B**
Rolle in Ihrem System		
Positive Absicht für Sie		
Konflikt mit dem anderen Teil		
Befürchtungen		

4. Eine vertrauensvolle Beziehung zu beiden Teilen aufbauen

	Teil A	**Teil B**
Name des Teils	**Zuchtmeister**	**Aufschieber**
Was der Teil vom Selbst braucht, um Vertrauen zu haben		

5. Entscheiden, ob man sich mit einem Verbannten oder der Entpolarisierung beschäftigt

Wenn Sie sich bei einem oder beiden Teilen erst mit dem beschützten Verbannten beschäftigen müssen, folgen Sie den entsprechenden Schritten (siehe Anhang A, Seite 215). Denken Sie daran, dass beide Teile eventuell denselben Verbannten beschützen.

	Teil A	**Teil B**
Ist der Teil bereit zu einem Entpolarisierungsdialog?		
Falls nicht, will er, dass Sie sich mit dem beschützten Verbannten beschäftigen?		
Beschützer Verbannter		

6. Erlaubnis von beiden Teilen erhalten, vom Selbst aus einen Entpolarisierungsdialog mit dem jeweils anderen Teil zu führen

Finden Sie wieder heraus, ob beide Teile bereit zu einem Entpolarisierungsdialog sind.

	Teil A	**Teil B**
Ist der Teil bereit zu einem Entpolarisierungsdialog?		
Falls nicht, weshalb?		

7. Jeder Teil äußert seine Position und reagiert dann auf den anderen

	Teil A	**Teil B**
Grundposition		
Reaktion auf den anderen Teil		

8. Die Teile hören einander zu und reagieren entsprechend (echter Dialog)

	Teil A	**Teil B**
Achten Sie auf Veränderungen im Verlauf des Dialogs		

9. Auflösung der Polarisierung

	Teil A	**Teil B**
Auflösung		

Anhang A

Überblick über die IFS-Arbeit

Besorgte Teile und Beschützer

Sie können diese Seiten bei der inneren Arbeit nutzen, um die Schritte im Blick zu behalten. Auch bei der Partnerarbeit ist dies nützlich.

1. Schritt: Einen Beschützer kennenlernen

B1: Zugang zu einem Teil finden

- Wenn der Teil gerade nicht aktiviert ist, stellen Sie sich eine Situation aus jüngster Zeit vor, in der er das war.
- Spüren Sie den Teil in oder an Ihrem Körper oder sehen Sie ein Bild von dem Teil.

B2: Sich vom Ziel-Teil lösen

- Stellen Sie fest, ob Sie mit den Gefühlen des Teils aufgeladen sind.
- Stellen Sie fest, ob Sie in den Überzeugungen des Teils verfangen sind.
- Möglichkeiten, sich vom Ziel-Teil zu lösen, wenn Sie mit ihm verschmolzen sind:

- Bitten Sie den Teil, sich von Ihnen zu trennen, damit Sie ihn kennenlernen können.
- Treten Sie einen Schritt zurück, um sich von dem Teil zu trennen.
- Stellen Sie sich vor, dass der Teil ein Stück weit von Ihnen entfernt ist.
- Machen Sie eine kurze Meditation, um sich zu zentrieren und zu erden. Machen Sie eine Zeichnung von dem Teil.
- Wenn der Teil sich nicht von Ihnen trennt, fragen Sie ihn, was er befürchtet, wenn er das tun würde.
- Erklären Sie dem Teil, welchen Sinn es hat, wenn er sich von Ihnen trennt, oder besänftigen Sie seine Befürchtungen.

B3: Für Selbst-Führung sorgen und sich von besorgten Teilen lösen

- Stellen Sie fest, welche Empfindungen Sie dem Ziel-Teil gerade entgegenbringen.
- Wenn Sie sich mitfühlend, neugierig usw. fühlen, sind Sie im Selbst. Gehen Sie weiter zu B4.
- Falls das nicht der Fall ist, lösen Sie sich von dem besorgten Teil:
  - Fragen Sie den besorgten Teil, ob er bereit ist, eine kleine Weile beiseitezutreten (oder sich zu entspannen), damit Sie den Ziel-Teil mit Offenheit kennenlernen können.
  - Wenn er bereit ist, spüren Sie wieder in sich hinein, welche Empfindungen Sie dem Ziel-Teil entgegenbringen, und gehen Sie weiter zu B4.
  - Wenn er nicht bereit ist, erklären Sie ihm, welchen Wert es hat, beiseitezutreten.
  - Wenn er dann immer noch nicht bereit ist, fragen Sie ihn, was er dann befürchten würde, und besänftigen Sie seine Ängste.
  - Wenn der besorgte Teil trotzdem nicht bereit ist, machen Sie ihn zum Ziel-Teil und beschäftigen Sie sich mit ihm.

B4: Einen Beschützer kennenlernen

- Bitten Sie den Teil, Ihnen von sich zu erzählen.
- Darauf kann der Teil mit Worten, Bildern, Körperempfindungen, Emotionen oder direktem Wissen reagieren.
- Mögliche Fragen:
  - Was tust du? Was ist deine Rolle?
  - Was empfindest du? Was bringt dich dazu, so zu empfinden?
  - Wie ist dein Verhältnis zu anderen Leuten? Welches Verhältnis hast du zu anderen Teilen?
  - Wie stehst du zu (einem äußeren Ereignis oder einem Gefühl)?
  - Wie lange spielst du deine Rolle schon?
  - Was willst du für uns bewirken? Was hoffst du zu erreichen, indem (du deine Rolle spielst)?
  - Was fürchtest du, was passieren würde, wenn du (deine Rolle nicht spielst)? (Das deutet auf den Verbannten hin, der beschützt wird.)

B5: Eine vertrauensvolle Beziehung zu einem Beschützer aufbauen

- Vertrauen können Sie fördern, indem Sie Folgendes zu dem Beschützer sagen (falls es zutrifft):
- Ich verstehe, weshalb du (deine Rolle spielst).
- Ich schätze deine Anstrengungen für mich.

Verbannte

Sie können diese Seiten bei der Arbeit an sich selbst nutzen, um die Schritte im Blick zu behalten. Auch bei der Partnerarbeit ist dies nützlich.

2. Schritt: Erlaubnis erhalten, sich mit einem Verbannten zu beschäftigen

- Falls nötig, bitten Sie den Beschützer, Ihnen den Verbannten zu zeigen.
- Bitten Sie den Beschützer um Erlaubnis, den Verbannten kennenzulernen.
- Wenn er Ihnen keine Erlaubnis gibt, fragen Sie ihn, was er befürchtet, wenn Sie Zugang zu dem Verbannten hätten.

Mögliche Gründe und wie Sie darauf reagieren können:
- Der Verbannte empfindet zu viel Schmerz. Erklären Sie, dass Sie im Selbst bleiben werden, während Sie sich mit dem Verbannten beschäftigen, und deshalb nicht in seinem Schmerz versinken werden.
- Es hat keinen Sinn, sich mit diesem Schmerz zu beschäftigen. Erklären Sie, dass Sie den Verbannten heilen können.
- Der Beschützer wird keine Rolle mehr haben und daher beseitigt werden. Erklären Sie, dass der Beschützer eine neue Rolle in Ihrer Psyche wählen kann.

3. Schritt: Einen Verbannten kennenlernen

V1: Zugang zu einem Verbannten finden

- Spüren Sie ihn in Ihrem Körper oder sehen Sie ein Bild von ihm.

V2: Sich von einem Verbannten lösen

- Wenn Sie mit dem Verbannten verschmolzen sind:
  - Bitten Sie den Verbannten, seine Gefühle zu zügeln, damit Sie für ihn da sein können.

- Lösen Sie sich bewusst von dem Verbannten und kehren Sie ins Selbst zurück.
- Stellen Sie sich bildlich vor, dass der Verbannte sich ein Stück von Ihnen entfernt befindet.
- Machen Sie eine Meditation, um sich zu zentrieren und zu erden.

- Wenn der Verbannte seine Gefühle nicht zügeln will:
  - Fragen Sie ihn, was er befürchtet, wenn er das täte.
  - Erklären Sie ihm, dass Sie wirklich seine Gefühle und seine Geschichte bezeugen wollen, dafür aber von ihm getrennt sein müssten.
  - Bewusstes Verschmelzen: Wenn Sie es ertragen können, ist es in Ordnung, den Schmerz des Verbannten zu spüren.

V3: Sich von besorgten Teilen lösen

- Stellen Sie fest, was Sie gegenüber dem Verbannten empfinden.
- Wenn Sie nicht im Selbst sind oder kein Mitgefühl empfinden, lösen Sie sich von allen besorgten Teilen.
- Besorgte Teile haben Angst, dass der Schmerz des Verbannten sie überfordert oder dass der Verbannte die Führung übernimmt.
- Erklären Sie in diesem Fall, dass Sie im Selbst bleiben und dem Verbannten keine Macht geben werden.

V4: Einen Verbannten erforschen

- Fragen Sie: Was fühlst du? Was bringt dich dazu, so zu fühlen/empfinden?

V5: Eine vertrauensvolle Beziehung zum Verbannten herstellen

- Sagen Sie dem Verbannten, dass Sie seine Geschichte hören wollen.
- Vermitteln Sie ihm, dass Sie ihm gegenüber Mitgefühl, Fürsorge usw. empfinden.
- Finden Sie heraus, ob der Verbannte spüren kann, dass Sie da sind, und wie er auf Ihr Mitgefühl reagiert.

4. Schritt: Zugang zu Ursprüngen in der Kindheit suchen und sie bezeugen

- Bitten Sie den Verbannten, Ihnen ein Bild oder eine Erinnerung an die Zeit in der Kindheit zu zeigen, als er gelernt hat, so zu empfinden.
- Fragen Sie den Verbannten, wie er sich dabei gefühlt hat.
- Vergewissern Sie sich, dass der Verbannte Ihnen alles gezeigt hat, was er bezeugt haben wollte.
- Stellen Sie nach dem Bezeugen fest, ob der Verbannte glaubt, dass Sie verstehen, wie schlimm es war.

5. Schritt: Einem Verbannten elterliche Fürsorge zuwenden

- Bringen Sie sich (als Selbst) in die Kindheitssituation und fragen Sie den Verbannten, was er von Ihnen braucht, um geheilt zu werden, oder damit verändert wird, was damals geschehen ist. Nutzen Sie Ihre Imagination, um ihm das zukommen zu lassen.
- Stellen Sie fest, wie der Verbannte auf Ihre Fürsorge reagiert.
- Wenn er Sie nicht spüren kann oder Ihre Fürsorge nicht annimmt, fragen Sie ihn nach dem Grund und beschäftigen Sie sich damit.

6. Schritt: Einen Verbannten aus der ursprünglichen Situation herausholen

- Zu dem, was der Verbannte braucht, gehört eventuell, dass er aus der Kindheitssituation herausgeholt wird.
- Sie können ihn an einen Ort in der Gegenwart, in Ihren Körper oder an einen imaginären Ort bringen. Lassen Sie sich von ihm sagen, wo er hingebracht werden will.

7. Schritt: Einen Verbannten entlasten

- Identifizieren Sie die Last, die der Verbannte trägt – ein extremes Gefühl oder eine extreme Überzeugung.
- Fragen Sie den Verbannten, ob er die Last ablegen oder loslassen will und ob er sich bereit fühlt, das zu tun.
- Wenn er das nicht will, fragen Sie ihn, was er befürchtet, wenn er die Last loslassen würde. Beschäftigen Sie sich dann mit diesen Befürchtungen.
- Wie trägt der Verbannte die Last in oder an seinem Körper?
- Fragen Sie den Verbannten, worin er die Last ablegen will: im Licht, im Wasser, im Wind, in der Erde, im Feuer oder irgendwie anders.
- Nehmen Sie, sobald die Last verschwunden ist, wahr, welche positiven Eigenschaften oder Gefühle in dem Verbannten auftauchen oder welche positiven Eigenschaften er gerne annehmen würde.

8. Einen Beschützer integrieren und entlasten

- Stellen Sie dem Beschützer den verwandelten Verbannten vor.
- Stellen Sie fest, ob der Beschützer jetzt erkennt, dass seine Schutzfunktion nicht mehr nötig ist.
- Durchlaufen Sie mit ihm, falls notwendig, eine Entlastung und nehmen Sie wahr, welche positiven Eigenschaften dabei auftauchen.
- Der Beschützer kann eine neue Rolle in Ihrer Psyche wählen.
- Versetzen Sie sich an den ursprünglichen Wegweiser und spüren Sie nach, ob irgendwelche Teile aktiviert werden.

Anhang B

Meditationen

Dies ist der Text der drei MP3-Dateien mit Meditationen, die dieses Buch begleiten. Sie können diese Meditationen unter *www.arbor-online-center.de/begleitmaterial/dn163e* herunterladen.

1. Ins Selbst kommen

Nehmen Sie sich einen Moment Zeit, ruhig zu werden und nach innen zu gehen.

Setzen Sie sich aufrecht hin. Nehmen Sie Ihren Atem wahr und lassen Sie ihn allmählich tiefer werden.

Bewegen Sie leicht den Körper hin und her, bis er sich beruhigt.

Spüren Sie das Gewicht Ihrer Beine und lassen Sie sie los.

Spüren Sie das Gewicht Ihrer Arme und lassen Sie sie los.

Lassen Sie die Schultern schwer herabsinken. Entspannen Sie die Kiefermuskeln.

Atmen Sie kühlen weißen Dunst ein und grauen Nebel aus. Das hilft Ihnen, loszulassen und ruhig zu werden.

Atmen Sie weißen Dunst ein. Atmen Sie grauen Nebel aus.

Ein und aus.

Ein und aus.

Das folgende Gedicht von Rūmī hat eine starke Wirkung, wenn es laut gelesen wird.

Das Gasthaus

von Dschalāl ad-Dīn Rūmī, nach einer Übertragung von Coleman Barks

Das menschliche Dasein ist ein Gasthaus.
Jeden Morgen eine neue Ankunft.
Eine Freude, etwas Deprimierendes, etwas Gemeines,
eine flüchtige Wahrnehmung kommt
unerwartet zu Besuch.
Heiße alle willkommen und beherberge sie!
Selbst wenn es eine Schar von Sorgen ist,
die gewaltsam durch dein Haus fegen,
bis es leer von Möbeln ist,
geh dennoch ehrenvoll mit jedem Gast um.
Vielleicht räumt er dich
für eine neue Freude aus.
Den düsteren Gedanken, die Scham, die Bosheit,
empfang sie lachend an der Tür und bitte sie herein.
Sei dankbar für alles, was kommt,
denn alles wurde uns von jenseits gesandt
um uns zu leiten.

Nehmen Sie sich nun einen Moment Zeit und spüren Sie in sich hinein, welche Gäste gerade in Ihrem Haus sind.

Nehmen Sie sie nacheinander wahr, während sie sich zu erkennen geben.

Vielleicht nehmen Sie sie als einen Gedanken wahr … oder als ein Gefühl … eine Empfindung in oder an Ihrem Körper … als etwas Ablenkendes … als Erinnerung …

Während Sie alle hereinbitten, bieten Sie ihnen einen Platz an einem Tisch oder in einem Kreis an. Das kann ein gemütlicher Küchentisch sein, ein großer Esstisch, ein Konferenztisch, ein Kreis ums Lagerfeuer oder irgendetwas anderes.

Setzen Sie sich ans Kopfende des Tischs, damit Sie mit allen Gästen Kontakt aufnehmen können, während sie sich setzen. Heißen Sie sie willkommen, denn das sind sie alle, ob groß oder klein, lebhaft oder mürrisch, klar sichtbar oder schattenhaft. Wie fühlt es sich an, am Kopfende dieses Tischs zu sitzen und alle zu begrüßen?

Wenn Sie dazu bereit sind, kommen Sie behutsam wieder in die Gegenwart zurück.

2. Die Beschützer würdigen

Schließen Sie die Augen und gehen Sie nach innen. Richten Sie die Aufmerksamkeit zuerst auf Ihre Körperempfindungen. Spüren Sie, was Sie in diesem Moment wahrnehmen, und nehmen Sie Anteil daran. Spüren Sie auch, was in Ihrem Bauch geschieht, und entspannen Sie sich tief in Ihren Körper.

Richten Sie die Wahrnehmung nun auf einige der Beschützer, mit denen Sie sich beschäftigt haben. Nehmen Sie sich einen Moment Zeit, sich klarzumachen, wie jeder versucht, Ihnen zu helfen. Selbst wenn die Wirkung negativ sein sollte, versucht jeder Beschützer, Sie vor Schmerz zu bewahren oder einen Verbannten vor Schaden zu schützen. Jeder Einzelne hat eine positive Absicht für Sie. Nehmen Sie wahr, was diese positive Absicht des jeweiligen Beschützers ist.

Machen Sie sich bewusst, dass Ihre Beschützer schon seit vielen Jahren für Sie im Einsatz sind. Viele von ihnen haben den größten Teil Ihres Lebens sehr hart für Sie gearbeitet.

Manche Ihrer Beschützer meinen, dass das, was sie tun, absolut notwendig ist, um Sie vor Schmerz zu bewahren oder davor, im Chaos zu versinken. Andere meinen, ihre Aufgabe sei notwendig, damit Sie nicht verurteilt, beherrscht, angegriffen oder verlassen werden. Dabei mögen sie ihre Aufgabe womöglich nicht einmal, meinen aber, jemand müsste sie erfüllen. Selbst wenn ihre Bemühungen fehlschlagen oder ernste Probleme für Sie verursachen, sind sie redlich und wollen das Beste für Sie.

Nehmen Sie sich eine Weile Zeit, Ihre Beschützer und deren harte Arbeit Ihretwillen zu würdigen. Andere Teile von Ihnen stehen diesen Beschützern eventuell kritisch gegenüber und würden sich wünschen, dass sie verschwänden, aber darum geht es jetzt nicht. Jetzt würdigen Sie die Bemühungen Ihrer Beschützer, Ihnen zu helfen und Sie vor Schaden zu bewahren. Wegen ihres verzweifelten Bedürfnisses, Schmerz zu vermeiden, haben sie außerdem Mitgefühl verdient.

Teilen Sie Ihren Beschützern mit, dass Sie verstehen, was sie für Sie zu tun versucht haben, und dass Sie ihre Bemühungen würdigen. Öffnen Sie ihnen Ihr Herz. Nehmen Sie wahr, wie sie darauf reagieren, und spüren Sie in sich hinein um wahrzunehmen, wie Sie selbst sich jetzt gerade fühlen.

Holen Sie sich nun behutsam wieder in die Gegenwart zurück.

3. Einen aktivierten Verbannten besänftigen

Machen Sie einen Moment Pause, um eine Reise nach innen anzutreten.

Suchen Sie sich zuerst einen geschützten, bequemen Ort, an dem Sie sich so hinsetzen oder hinlegen können, dass Ihr Rücken gerade ist und der Atem frei fließen kann.

Richten Sie die Aufmerksamkeit jetzt auf den Atem.

Spüren Sie, während Sie den Atem wahrnehmen, ob er schnell oder langsam geht.

Ist er oben in der Brust oder tiefer unten im Bauch?

Stellen Sie beim nächsten Einatmen fest, ob Sie die Luft tiefer in den Körper strömen lassen können, sodass sich der Unterbauch weitet.

Atmen Sie ein und aus.

Beruhigend wirkt dieses Atemmuster:

Zwei Herzschläge einatmen,
zwei Herzschläge den Atem anhalten,
zwei Herzschläge ausatmen,
zwei Herzschläge leer bleiben.

Schließen Sie die Augen und probieren Sie dieses Muster dreimal aus.

Wenn Sie damit vertrauter werden, können Sie die Zahl der Herzschläge, während Sie den Atem anhalten, vergrößern.

Nehmen Sie sich jetzt einen Moment Zeit, in den Körper hineinzuspüren und darauf zu achten, was Sie wahrnehmen.

Wo sind Sie angespannt?
Wo sind Sie offen?
Wo ist Enge oder Schmerz?
Wo ist ein Flattern oder sich frei bewegende Energie?

Lassen Sie den Atem in alle Bereiche strömen, die Zuwendung brauchen.

Vielleicht wollen Sie die Hand auf einen Körperbereich legen, der Aufmerksamkeit oder Unterstützung braucht.

Oft entstehen solche Körperempfindungen, weil Emotionen ausgelöst wurden.

Wir können sie so betrachten, dass sie jüngere Teile von uns selbst enthalten oder darstellen, die vor Kurzem aktiviert worden sind.

Vielleicht kommen auch Erinnerungen an die Oberfläche, die Aufmerksamkeit oder Zuwendung brauchen.

Atmen Sie ruhig weiter, während Sie allem, was an die Oberfläche kommen muss, dafür Zeit lassen.

Spüren Sie den Kontakt Ihrer Füße mit dem Boden und entspannen Sie Schultern und Kiefermuskulatur.

Vielleicht nehmen Sie einen kindlichen Teil wahr, der Schmerz aus der Vergangenheit in sich trägt.

Denken Sie daran, dass Sie jetzt hier in Ihrem Leben mehr Fähigkeiten und Kraft besitzen als damals, als Sie jung waren.

Sie haben die Fähigkeit zu Mitgefühl und Unterstützung.

Sie haben mehr Abstand und größere Weisheit.

Das können Sie den kindlichen Teilen anbieten, während sie auftauchen.

Finden Sie heraus, was diese kindlichen Teile von Ihnen brauchen.

Brauchen sie es, gehört zu werden?
Brauchen sie es, gerettet zu werden?
Brauchen sie es, umarmt zu werden?

Was fühlen Sie, wenn es darum geht, diesen Teilen das zukommen zu lassen, was sie brauchen? Tun Sie das, so gut Sie können.

Sie können die Hand aufs Herz legen und ein paarmal in es hineinatmen, um es zu beleben und zu öffnen.

Atmen Sie ein und aus.

Erlauben Sie einem kindlichen Teil, der Ihre Fürsorge in diesem Moment besonders braucht, in den Vordergrund zu treten.

Wie wäre es, das mitfühlende, fürsorgliche Elternteil zu sein, das dieses verwundete innere Kind gerade braucht?

Können Sie seinem Schmerz mit Mitgefühl entgegenkommen?

Stellen Sie sich, wenn das angebracht ist, vor, dass Sie dieses Kind in den Armen halten.

Teilen Sie ihm mit, dass Sie für es da sind.

Geben Sie diesem inneren Kind die Liebe, die es braucht,

und alles andere, was angebracht ist – Akzeptanz, Bestätigung, Ermutigung, Unterstützung, Wertschätzung.

Bleiben Sie bei diesem Kind, solange es sich richtig anfühlt.

Sie können ihm anbieten, es aus der Vergangenheit herauszuholen und in die Gegenwart zu bringen oder an einen anderen sicheren Ort, wo Sie wissen, dass es geschützt sein wird.

Spüren Sie, wie Sie das jetzt tun.

Wenn das Kind sich dort niedergelassen hat und sich wohlfühlt,

bewegen Sie Finger und Zehen, bevor Sie allmählich in die Gegenwart zurückkehren.

Anhang C

Glossar

Aktives Zuhören: Wenn Sie jemanden bei einer IFS-Sitzung beobachten und versuchen, seine Erfahrung nachzuvollziehen und zu spiegeln.

Aktivierung eines Teils: Wenn ein Teil so durch eine Situation oder eine Person ausgelöst wird, dass er Ihre Gefühle und Ihr Handeln beeinflusst.

Beschützer: Ein Teil, der versucht, in Ihnen aufsteigende Schmerzen abzublocken oder Sie vor schmerzhaften Vorfällen und quälenden Beziehungen in Ihrem heutigen Leben zu schützen.

Besorgter Teil: Ein Teil, der dem Ziel-Teil kritische oder zornige Gefühle entgegenbringt. Wenn Sie mit einem besorgten Teil verschmolzen sind, dann sind Sie nicht im Selbst.

Bewusstes Verschmelzen: Wenn Sie sich entscheiden, die Emotionen eines Teils zu empfinden, weil das für den IFS-Prozess nützlich ist. Dabei sind Sie sich bewusst, dass Sie verschmolzen sind, und können sich, falls nötig, leicht wieder lösen.

Bezeugen: Der Schritt im IFS-Prozess, bei dem das Selbst den Ursprung in der Kindheit betrachtet, an dem die Lasten eines Teils entstanden sind.

Entlastung: Der Schritt im IFS-Prozess, bei dem das Selbst einem Verbannten hilft, durch ein inneres Ritual seine Last abzulegen.

Extreme Rolle: Die dysfunktionale oder problematische Rolle eines Teils, weil dieser eine Last aus der Vergangenheit trägt oder weil er als Beschützer versucht, einen Verbannten zu schützen. Ein extremer Teil ist ein Teil mit einer extremen Rolle.

Feuerbekämpfer: Ein Beschützer, der impulsiv eingreift, wenn der Schmerz eines Verbannten in Ihnen aufsteigt, um Sie davon abzulenken oder zu betäuben.

Fürsorge, auch elterliche Fürsorge: Der Schritt im IFS-Prozess, bei dem das Selbst einem Verbannten das gibt, was er braucht, um sich besser zu fühlen oder um eine schädliche Kindheitssituation zu ändern.

Gesunde Rolle: Die natürliche Funktion eines Teils, der keine Lasten trägt. Ein gesunder Teil ist einer, der eine gesunde Rolle hat.

Herausholen: Der Schritt im IFS-Prozess, bei dem das Selbst einen Verbannten aus einer schädlichen Kindheitssituation holt und an einen Ort bringt, an dem er geborgen ist und sich wohlfühlt.

Implizite Erinnerung: Eine Kindheitserinnerung, die als vage Körperempfindung oder unklares Bild auftaucht und Ihnen nur ein partielles Gefühl für das damalige Ereignis oder die damalige Beziehung vermittelt.

Last: Eine schmerzhafte Emotion oder eine negative Überzeugung im Hinblick auf Sie selbst oder die Welt, die ein Teil aufgrund einer vergangenen schädlichen Situation (normalerweise aus der Kindheit) angenommen hat.

Lösen: Sie lösen sich von einem Teil, der mit Ihnen verschmolzen ist, damit Sie im Selbst sind.

Manager: Ein Beschützer, der versucht, aktiv Ihr Leben und Ihre Psyche so einzurichten, dass der Schmerz von Verbannten nicht an die Oberfläche tritt.

Polarisierung: Eine Situation, in der zwei Teile sich im Widerstreit darüber befinden, wie Sie handeln oder fühlen sollten.

Positive Absicht: Die grundlegend positive Motivation jedes Teils. Die Rolle, die dieser spielt, ist ein Versuch, Ihnen zu helfen oder Sie zu beschützen, selbst wenn diese Rolle negative Auswirkungen hat.

Rolle: Die Aufgabe, die ein Teil wahrnimmt, um Ihnen zu helfen. Sie kann hauptsächlich innerlich sein, aber auch beeinflussen, wie der Teil auf andere Menschen reagiert und in der Außenwelt handelt.

Selbst: Der Kern Ihres Wesens, der Ihr wahres Ich und Ihr spirituelles Zentrum ist. Das Selbst ist entspannt und offen; es akzeptiert Sie ebenso wie andere. Es ist neugierig, mitfühlend, ruhig und daran interessiert, Kontakt zu anderen Menschen und zu Ihren Teilen herzustellen.

Selbst-Führung: Die Situation, in der Ihre Teile Ihnen (im Selbst) zutrauen, Entscheidungen zu treffen und im Alltag zu handeln.

Sitz des Bewusstseins: Der Ort in der Psyche, der Ihre Identität, Ihre Entscheidungen, Gefühle und Wahrnehmungen bestimmt. Von Natur aus wird er vom Selbst besetzt, aber Ihre Teile können den Sitz übernehmen, indem sie mit Ihnen verschmelzen.

Teil: Eine Unterpersönlichkeit, die ihre eigenen Gefühle, Wahrnehmungen, Überzeugungen, Motive und Erinnerungen besitzt.

Ursprung in der Kindheit: Ein Ereignis oder eine Beziehung aus der Kindheit, wodurch so viel Schmerz oder Trauma hervorgerufen wurde, dass ein Verbannter eine Last auf sich genommen hat.

Verbannter: Ein junger, kindlicher Teil, der Schmerz aus der Vergangenheit in sich trägt.

Verschmelzen: Die Situation, in der ein Teil so Ihr Bewusstsein übernommen hat, dass Sie seine Gefühle empfinden, seine Überzeugungen für wahr halten und im Einklang mit seinen Impulsen handeln. Verschmelzen ist eine extremere Form der Aktivierung.

Wegweiser: Ein problematischer Aspekt in Ihrem Innern, an dem einer oder mehrere Teile beteiligt sind. Ihm zu folgen, kann zur Heilung führen.

Ziel-Teil: Der Teil, auf den Sie sich gerade konzentrieren, um sich mit ihm zu beschäftigen.

Zugang zu einem Teil finden: Sich auf der Erfahrungsebene durch ein Bild, eine Emotion, eine Körperempfindung oder einen inneren Dialog so auf einen Teil einstellen, dass Sie sich mit der IFS-Methode mit ihm beschäftigen können.

Verzeichnis der Übungen

Übung	Seite
Zugang zu einem nicht aktivierten Teil finden	30
Die Teile an einem Wegweiser identifizieren	32
Die momentan vorhandenen Teile identifizieren	35
Einen Teil in Echtzeit wahrnehmen	37
Verschmolzensein	44
Sich von einem Ziel-Teil lösen	47
Sich von einem widerwilligen Teil lösen	50
Täglicher Teile-Check	50
Bewusstes Verschmelzen	54
Sich von einem besorgten Teil lösen	59
Ein Überblick über die Teile	64
Einen Beschützer kennenlernen	67
Eine Beziehung zu einem Beschützer aufbauen	74
Einem Beschützer in Echtzeit helfen, sich zu entspannen	78
Für Teile sprechen	89
Einen Teil entdecken, der die Führung übernommen hat	94

Ersten Kontakt zu einem Verbannten aufnehmen 99
Sich von einem Verbannten lösen 106
Einen Verbannten kennenlernen 112
Sich mit einem Verbannten vertraut machen 115
Einen Verbannten in Echtzeit wahrnehmen 135
Auf eine Kindheitserinnerung zugreifen und sie bezeugen 124
Einem Verbannten elterliche Fürsorge zukommen lassen 131
Einem Verbannten in Echtzeit Fürsorge zukommen lassen 135
Einen Verbannten aus der ursprünglichen Situation herausholen 142
Einen Verbannten entlasten 151
Einen Beschützer entlasten 161
Weitere Beobachtung eines Beschützers 165
Sich wiederholende Interaktionen aufspüren 181
Gefühle während eines Dialogs aufspüren 185
Teile aufspüren, die Gefühle enthalten 189
Eine Polarisierung erforschen 208

Danksagung der Autorin

Allen voran danke ich Jay Earley dafür, dass ich sein Material als Grundlage dieses Buchs verwenden durfte. Ich bin seiner Unterstützung für dieses Projekt ebenso verpflichtet wie dem unermüdlichen Einsatz, mit dem er das heilsame IFS-Konzept einem größeren Publikum vermittelt.

Es hat mir großen Spaß gemacht, an einem Wochenende zusammen mit meiner lieben Freundin Marla Silverman das Kapitel für Paare zu schreiben. Mit Marla zusammenzusein, ist immer ein Gewinn. Bei der Redaktion verlassen wir uns regelmäßig auf Kira Freed, die diesmal auch für die Gestaltung zuständig war. Wir schätzen ihren scharfen Blick, ihr offenes Herz und ihre klaren Worte und danken ihr, dass sie immer Zeit für unsere Projekte findet.

Von Herzen dankbar bin ich Alexis Zielke für ihre kreativen Anmerkungen und ihre liebevolle Unterstützung dieses Projekts. Ihre frische Perspektive ist ausgesprochen wertvoll für mich. Wie üblich waren Jeanenne Chase Langford und MJ Stern hilfreich bei der Hand. Karen Donnelly danke ich dafür, dass ich ihre Illustrationen verwenden durfte. Von Anfang an hat mich beeindruckt, wie sie die vorgestellten Konzepte lebendig werden lassen.

Zur Autorin

Bonnie Weiss ist Psychotherapeutin, Ausbilderin und Supervisorin in der San Francisco Bay Area. Ihr Schwerpunkt bildet die systemische Therapie mit der inneren Familie, IFS.

Auf Deutsch hat sie, zusammen mit Jay Earley, bereits veröffentlicht: *Befreiung vom inneren Kritiker. Konstruktive innere Dialoge führen,* Junfermann Verlag 2015.

Mehr unter: *www.personal-growth-programs.com.*

Haftungsausschuss

Die Ratschläge und Übungen in diesem Buch sind von der Autorin sowie vom Verlag sorgfältig geprüft worden. Dennoch kann eine Garantie nicht übernommen werden. Bei Beschwerden sollten Sie auf jeden Fall ärztlichen, psychotherapeutischen oder psychologischen Rat oder den Rat eines/einer Heilpraktikerin Ihres Vertrauens einholen. Eine Haftung der Autorin oder des Verlags für Personen-, Sach- und Vermögensschäden ist ausgeschlossen.

Weitere Literatur aus dem Arbor Verlag

Arbor Verlagsprogramm

Umfangreiche Informationen zu unseren Themen, ausführliche Leseproben aller unserer Bücher, einen versandkostenfreien Bestellservice und unseren kostenlosen Newsletter. All das und mehr finden Sie auf unserer Website.

www.arbor-verlag.de

Mehr von Bonnie Weiss

www.arbor-verlag.de/bonnie-weiss

Arbor Seminare

Die gemeinnützige *Arbor-Seminare gGmbH* organisiert regelmäßig Seminare und Weiterbildungen mit führenden VertreterInnen achtsamkeitsbasierter Verfahren. Zudem informiert sie über aktuelle Entwicklungen in diesem Bereich und trägt Achtsamkeit auf diese Weise nachhaltig in die Gesellschaft. Nähere Informationen finden Sie unter:

www.arbor-seminare.de

Arbor Online-Center

Mit dieser Plattform hat Arbor einen virtuellen Ort der Inspiration und des Lernens rund um das Thema Achtsamkeit geschaffen. Lernen Sie die AutorInnen unserer Bücher und die ReferentInnen unserer Veranstaltungen kennen: in Interviews, Vorträgen, Meditationsübungen, Webinaren, Podcasts sowie Online-Kursen und zahlreichen weiteren Ressourcen.

www.arbor-online-center.de